A CIÊNCIA
E A ARTE
DO PÊNDULO

Um curso completo de radiestesia

Gabriele Blackburn

A CIÊNCIA E A ARTE DO PÊNDULO

Um curso completo de radiestesia

Tradução
TEREZINHA BATISTA DOS SANTOS

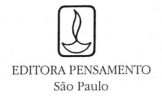

EDITORA PENSAMENTO
São Paulo

Título original: *The Science and Art of the Pendulum: A Complete Course in Radiesthesia.*

Copyright © 1983 Gabriele Blackburn.

Todos os direitos reservados. Nenhuma parte deste livro pode ser reproduzida ou usada de qualquer forma ou por qualquer meio, eletrônico ou mecânico, inclusive fotocópias, gravações ou sistema de armazenamento em banco de dados, sem permissão por escrito, exceto nos casos de trechos curtos citados em resenhas críticas ou artigos de revistas.

O primeiro número à esquerda indica a edição, ou reedição, desta obra. A primeira dezena à direita indica o ano em que esta edição, ou reedição foi publicada.

Edição	Ano
4-5-6-7-8-9-10-11-12-13	07-08-09-10-11-12-13

Direitos de tradução para a língua portuguesa
adquiridos com exclusividade pela
EDITORA PENSAMENTO-CULTRIX LTDA.
Rua Dr. Mário Vicente, 368 – 04270-000 – São Paulo, SP
Fone: 6166-9000 – Fax: 6166-9008
E-mail: pensamento@cultrix.com.br
http://www.pensamento-cultrix.com.br
que se reserva a propriedade literária desta tradução.

*Agradeço especialmente ao
dr. Hazel Parcells,
que foi meu primeiro professor de Radiestesia
e que me iniciou nesse caminho.*

SUMÁRIO

Lista de diagramas 9

Nota da autora 11

CAPÍTULO UM: Introdução ao pêndulo 13
    História 13
    Por que às vezes o pêndulo não funciona 16
    Como não usar o pêndulo 17

CAPÍTULO DOIS: A ciência do pêndulo 19
    O pêndulo 19
    Como usar o pêndulo 19
    A linguagem do pêndulo 22
    Formas variadas de usar o pêndulo 23
    Primeira maneira de usar o pêndulo 23
    Diagnóstico diretamente no corpo humano 26
    Como fazer uma avaliação rápida das condições
    do corpo 26
    Segunda maneira de usar o pêndulo 29
    Terceira maneira de usar o pêndulo 30
    Quarta maneira de usar o pêndulo 30
    As provas 31
    Quadro de Determinação 32
    Uso das listas 33
    O ponteiro 33
    O uso de um ímã neutralizador 35
    Como fazer leituras numéricas 35
    Uma exceção interessante 37
    Problemas no corpo etérico 39
    Uma palavra de advertência 39
    Princípios relacionados com a saúde e a doença 43
    O uso dos Mapas de Anatomia 50

CAPÍTULO TRÊS: O trabalho com o pêndulo 51
Lista de Trabalho nº 1: Perguntas e informações básicas 51
Lista de Trabalho nº 2: Cultura, infecção, veneno
e toxina 51
Lista de Trabalho nº 3: Poluição ambiental 52
Como neutralizar agrotóxicos e aditivos contidos
nos alimentos 52
Lista de Trabalho nº 4: Lista de alimentos 53
Ouça o seu corpo 54
Os dois lados do nosso ser 56
O princípio dos opostos 56
Correlação entre ação e emoção e as doenças 56

CAPÍTULO QUATRO: A cura com o pêndulo 59
Como avaliar suas descobertas 59
A saúde e o pêndulo 60
Lista de Trabalho nº 5: Primeiro uso 60
O uso da lista de medicamentos 61
Lista de Trabalho nº 5: Outros usos, remédios gerais 61
Lista de Trabalho nº 6: Medicamentos à base de ervas 62
Lista de Trabalho nº 7: Remédios homeopáticos 63
Cura pela cor 64
Lista de Trabalho nº 8: Cores 65

CAPÍTULO CINCO: A arte do pêndulo 69
Transmissão 69
Como enviar uma transmissão 74
Uma nova dimensão 78
Os chakras 79
Lista de Trabalho nº 9: Chakras 79
A Transmissão da Luz Branca 79

Bibliografia 83

LISTA DE DIAGRAMAS

1. Pêndulos 20

2. Pontos de distorção da energia na mão 27

3. Quadro de Determinação 34

4. Como fazer leituras 38

5. Embriologia: Molécula de proteína — Aminoácidos 44

6. Saúde: Existe apenas uma doença — Manifestações da doença — Causas da doença — Danos na proteína — Molécula de proteína 46

7. Miasmas: Três miasmas raciais — Energia da célula nucléica — Miasmas causam bloqueios 47

8. Karma: Predisposições — Comportamento 49

9. Tabela de transmissão 71

10. Estrutura de Transmissão 76

11. Os chakras: Nome — Situação 80

12. Os chakras: Glândulas afetadas — Contato com a medula — Condições 81

NOTA DA AUTORA

PARA ESTUDANTES NOVOS E ANTIGOS

Como muitos de vocês sabem, comecei a compartilhar o material deste curso em 1977. Desde então, tenho feito seminários de radiestesia, de aperfeiçoamento da cura e de imposição das mãos nos Estados Unidos, Canadá e Europa. Em todos os locais onde estive, encontrei estudantes das mais variadas profissões: agentes de cura profissionais, terapeutas e clínicos de todos os tipos, bem como leigos. Cada um deles contribuiu para este curso. Ao longo dos anos, fiz uma série de acréscimos e de retoques que modifica am os tópicos, as Listas de Trabalho e os Mapas de Anatomia, bem como a produção do material do curso. Agradeço calorosa e sinceramente a todos os que participaram dessa contínua aventura do aprendizado; vocês ajudaram a criar este curso. Suas observações e as outras formas de usar o pêndulo que vocês porventura tenham descoberto sempre serão bem-vindas, pois desse modo poderemos todos partilhar os novos conhecimentos.

Quero deixar bem claro que não aceito a responsabilidade de trabalhar com o pêndulo para outras pessoas, portanto, por favor, não me enviem perguntas desse tipo. Essa foi uma das razões que me levaram a escrever este livro; para que vocês possam realizar sua própria cura, e assumam a responsabilidade por si próprios.

Há mais de vinte anos, trabalho com pacientes na área da psicologia; recebi treinamento de Phyllis Krystal no estado de devaneio ou de sonho acordado: um estado de consciência interior.[1] Pratico também a cura espiritual, a imposição das mãos e o trabalho de autocura; em outras palavras, a cura espiritual holística.

---

1. Krystal, Phyllis. *Cutting the Ties that Bind.* Aura Books, Los Angeles, 1983.

Desejo o maior sucesso a todos vocês que estão se iniciando nessa aventura maravilhosa. Creio que irão encontrar um excelente "amigo" no pêndulo, pois, afinal de contas, vocês estarão trabalhando com sua própria sabedoria inata, a qual os une à consciência de toda a humanidade.

CAPÍTULO UM

INTRODUÇÃO AO PÊNDULO

História

A arte de usar o pêndulo é milenar. Não sabemos quando essa prática teve início, mas ela é citada pelos hebreus, egípcios e chineses desde 2000 a.C. Por muitos anos, o uso do pêndulo permaneceu restrito ao clero — conseqüentemente, manteve-se envolvido em mistério. Entretanto, ele também era usado para procurar água e, quando foi introduzido na Europa, o mistério de certa forma esclareceu-se, pois ele passou a ser usado para procurar minerais como o ouro, a prata e o petróleo, e também para o diagnóstico de doenças. Até hoje, muitas pessoas acreditam que o uso do pêndulo requer uma habilidade especial. A importância do pêndulo como um instrumento incomparável só é percebida por um número relativamente pequeno de pessoas que realizaram estudos e experiências nessa área.

Como e por que o pêndulo funciona

Em nossa sociedade atual, muitos assuntos outrora considerados obscuros perderam sua aura de mistério. Atualmente, pessoas inteligentes estão buscando formas de suprir a lacuna entre ciência, religião e ocultismo, e sabe-se que é bastante tênue a fronteira que separa a física do misticismo. A unidade da vida começa a ser reconhecida, e está se tornando cada vez mais evidente que as leis universais governam nosso mundo em todos os níveis. A consciência pessoal que acreditamos ser unicamente nossa, na verdade, faz parte da consciência coletiva da humanidade. Aparentemente, as experiências e a sabedoria que cada um de nós acumula ao longo da vida torna-se parte da consciência coletiva. As células do cérebro, que vão sendo transmitidas a cada geração subseqüente através da hereditariedade, são codificadas com essas informações inatas. Conquanto não haja uma lembrança consciente, as informações existem como potencial vivo. Cada nova geração tem a possibilidade de empunhar a tocha do entendimento humano e levá-la um pouco mais adiante.

É esse fato que torna o manejo do pêndulo tão instigante, pois ele permite ao pendulista sintonizar-se com o manancial da consciência coletiva. Desse modo, a informação provém de uma fonte inesgotável e não se limita ao conhecimento de uma só pessoa, por mais bem-informada que ela seja. Teoricamente, o pendulista pode receber informações verificáveis sobre praticamente todos os assuntos conhecidos dos outros homens em todos os séculos. Contudo, são necessários determinados pré-requisitos. Essa é uma ciência exata que lida com fatos que podem ser verificados e, como tal, ela exige uma abordagem séria. A resposta procurada deve ser útil, não egocêntrica e sensata. Deve-se fazer uma "pergunta correta" que trate de questões concretas; por exemplo, de nada serve perguntar qual a cor dos pêlos de uma tartaruga!

O fator Psi

Aparentemente, o fator Psi, ou sensibilidade intuitiva, faz parte da questão. Ele serve de ponte sobre o abismo que em geral separa a consciência pessoal da universal. Todos nós contribuímos para a consciência coletiva universal, que é a soma de todas as experiências humanas. O pendulista, se for suficientemente sensível, é capaz de estabelecer uma sintonia com esse reservatório. Desse modo, o pendulista pode detectar as radiações de objetos e a condição do corpo humano, reunindo, assim, a física e a metafísica.

Padre Mermet

Um dos primeiros homens a contribuir amplamente para o estudo e a técnica do pêndulo foi um padre do interior da França, de nome Mermet, considerado um dos primeiros hidróscopos da Europa. Ele estudou e desenvolveu a sensibilidade natural do organismo humano às radiações e campos de força e depois utilizou seus conhecimentos para diagnosticar doenças, para localizar pessoas desaparecidas e para solucionar todo tipo de problema. Ao termo de sua vida, ele escreveu e publicou todos os seus conhecimentos no livro *The Principles and Practice of Radiesthesia*, que continua a ser um clássico do gênero. Essa obra é indicada a todos que estiverem interessados em dados técnicos e em teorias de como e por que o pêndulo funciona. O método do padre Mermet é utilizado na Europa, mas difere do método ensinado nos Estados Unidos, exigindo estudos mais avançados, sobretudo quando utilizado para procurar água (a qual oferece inúmeras armadilhas). O padre Mermet foi profundamente respeitado tanto pelo seu sacerdócio como pela ajuda que pôde prestar a outras pessoas com o uso do pêndulo. O Vaticano interessou-se especialmente pelo seu trabalho e convidou-o a transmitir seus ensinamentos não apenas a outros padres, mas também a médicos.

Na Inglaterra, o dr. H. Tomlinson realizou um trabalho revolucionário, utilizando a radiestesia na medicina. Ele descobriu que o uso de utensílios de alumínio ocasiona a contaminação dos alimentos e que muitas doenças resultam dessa contaminação.[1] Sua obra representa um método inteiramente novo de diagnóstico e tratamento, capaz de revolucionar a medicina ortodoxa.[2]

Edward Bach

O dr. Edward Bach, 1880-1936, foi um conhecido bacteriologista e pesquisador em Londres. Abandonou sua prática clínica na rua Harley e foi para o País de Gales pesquisar, por meio da sua intuição, as flores e árvores que tinham uma força de cura vital e especial. Foi nesse país que desenvolveu seus famosos Remédios Florais de Bach. Seu tratamento de pacientes com problemas físicos, emocionais e espirituais colaborou para colocar o dr. Aubrey T. Westlake em contato com esses novos métodos de cura. O dr. Westlake estudou as teorias fundamentais a respeito da saúde e da cura, iniciando com as obras de Hipócrates e concluindo com a pesquisa do dr. Wilhelm Reich e sua Teoria do Orgônio. A pesquisa levou-o até os agentes da cura que utilizam a imposição de mãos, os *kahunas* do Havaí e a Teoria Unitária da Saúde e da Doença, de J.E.R. McDonagh, resultando no próprio livro de Westlake, *The Pattern of Health*. Em seguida, ele formou a Sociedade de Medicina Psiônica e o Instituto de Medici-

---

1. Tomlinson, dr. H. *Aluminum Utensils and Disease*. C. W. Daniel Co. Ltd., 1958. Os perigos inerentes ao uso indiscriminado do metal.

2. _____. *The Divination of Disease*. Health Science Press, 1935. Estudo sobre radiestesia.

na Psiônica, reunindo médicos homeopatas e alopatas que utilizavam a radiestesia em toda sua plenitude. Esse grupo de profissionais veio a escrever e publicar o livro *Psionic Medicine.*

O pêndulo percorreu uma longa trajetória desde que o primeiro hidróscopo utilizou uma vareta bifurcada ou uma pedra presa a um cordão para localizar água. Até mesmo o nome mudou: de hidroscopia para radiestesia e para cura psiônica. Entretanto, a ciência e a arte permanecem basicamente iguais, seja nas mãos de um profissional ou nas de um leigo. O pêndulo é um instrumento extraordinário para a descoberta de fatos até então desconhecidos. Ele pode promover o alívio de uma doença e preservar a saúde. Qualquer pessoa que desejar conhecer o enorme potencial do pêndulo e desenvolver sua própria capacidade de usá-lo tem de encarar o assunto com seriedade e respeito. Em troca, o pêndulo irá recompensá-lo com inúmeras introvisões novas de condições já existentes. Ele pode ser usado como chave capaz de descerrar a porta da verdade em muitas áreas de nosso cotidiano, de outro modo inacessíveis.

Novas dimensões atualizadas

Trabalho com o pêndulo há muitos anos e, ao longo desse período, certas perguntas e limitações revelaram-se. Senti a necessidade de estudá-las com o aprofundamento da pesquisa. Portanto, realizei uma investigação psíquica intensiva e cheguei a novas introvisões e técnicas, as quais são apresentadas aqui, pois senti que elas têm considerável valor e acrescentam novas dimensões e potencial à ciência e à arte do pêndulo.

* * * * *

Por que às vezes o pêndulo não funciona

Permitam-me explicar que há determinadas circunstâncias em que não é possível realizar leituras nem obter resultados precisos. Às vezes, o pêndulo não responde às perguntas, age como se tivesse preguiça, mal se move ou simplesmente permanece imóvel. A música, por exemplo, parece confundir as leituras. É muito mais fácil trabalhar sem música. O pêndulo não trabalhará se houver uma tempestade, um terremoto, um maremoto, erupções vulcânicas ou testes atômicos na região em que você se encontrar, pois tais fatos perturbam o campo de energia eletromagnética da Terra. Em determinado período, durante e depois desses incidentes, é impossível obter leituras precisas.

Além disso, se você estiver muito cansado, doente ou com febre alta, não deve tentar usar o pêndulo. Você trabalha por meio do sistema nervoso, e quando estiver cansado ou desequilibrado, possivelmente não obterá leituras exatas. Você precisaria fazer um esforço para se concentrar realmente; portanto, trabalhe quando estiver se sentindo bem e estiver atento. Entretanto, mesmo quando você sentir a aproximação de alguma enfermidade, ainda será possível utilizar o pêndulo e obter algumas respostas rápidas que irão ajudá-lo. Contudo, o trabalho prolongado não é aconselhável.

O período subseqüente a um tratamento por meio da imposição das mãos é uma outra ocasião em que é difícil fazer leituras para si próprio ou para outrem. A imposição das mãos pode colocar tanta energia no corpo que será impossível obter uma leitura estável, pois a energia de cura ainda estará atuando e as transformações ainda estarão se processando. Isso pode durar até três dias, no caso de cirurgia mediúnica. O pêndulo indicará tal fato alterando sua oscilação, mostrando as transformações que estão ocorrendo no corpo.

* * * * *

Como não usar o pêndulo

Antes de analisar algumas das infinitas formas de utilização do pêndulo, gostaria de mencionar outra área que deve ser evitada, porquanto não lida com fatos: a previsão do futuro. Se você usar o pêndulo da forma errada, você estará no nível da Tábua Ouiji: você tentará descobrir quando vai morrer, se vai se casar e outras formas de cartomancia. Se simplesmente brincar com o pêndulo, como se fosse um jogo, os resultados serão superficiais e você só obterá o que estiver em seu próprio subconsciente. Utilizado adequadamente, o pêndulo entra em sintonia com a consciência universal, na qual a energia da inteligência produzirá a informação correta.

Os que trabalham com a previsão do futuro sabem que o elemento tempo é o mais difícil de predizer. A única ocasião em que o pêndulo pode lhe dizer algo a respeito do futuro imediato é quando a informação já está presente na consciência humana, como, por exemplo, durante uma eleição. Você não pode obter uma leitura precisa antes que as pessoas tenham tomado suas decisões, mas quando os votos já foram dados, embora ainda não tenham sido contados ou anunciados, a resposta estará lá, e o pendulista pode obtê-la com acerto. Você pode fazer esse teste também em um julgamento, quando o júri está tomando uma decisão; mas novamente, não será possível obter uma leitura acertada antes que os membros do júri tenham tomado sua decisão. Nesse caso, você estará colhendo o que já é conhecido, mas não estará realmente fazendo uma previsão. Assim, conhecer seu próprio subconsciente é fácil, mas você estará lidando apenas com o conteúdo dele e não com o conhecimento objetivo. Quando o pendulista trabalha com objetividade, novos fatos que anteriormente lhe eram completamente desconhecidos podem ser descobertos.

CAPÍTULO DOIS

A CIÊNCIA DO PÊNDULO

O pêndulo

Praticamente qualquer objeto suspenso por um fio flexível pode ser um pêndulo. Contudo, para o trabalho acurado com substâncias e cores, seu pêndulo deve ser de um material neutro, não condutor de eletricidade, como a madeira, o vidro ou o plástico, e deve ser incolor, transparente ou preto. Pode ser feito de uma liga de metais, contanto que ela não seja encontrada na natureza e seja neutra. Ele não deve ser de um metal específico nem colorido, pois nesse caso atuaria como uma amostra que o pendulista detectaria, em vez de ser o meio entre este e a amostra. Alguns pêndulos possuem uma tarraxa na extremidade superior e são ocos, para que uma amostra possa ser inserida no pêndulo, amostra semelhante ao material que estiver sendo pesquisado. O pêndulo deve ser leve, não pode ser muito pesado ou de difícil manuseio; deve ser redondo ou em forma de pêra, e com uma ponta na extremidade inferior. Ver o Diagrama 1 na página seguinte. Juntamente com este curso, é oferecido um pêndulo.

Como usar o pêndulo

Praticamente qualquer pessoa pode aprender a usar o pêndulo até certo ponto, bastando para tal praticar, ter autodisciplina e permanecer consciente do que se está fazendo. Naturalmente, algumas pessoas demorarão mais do que outras para aprender, visto necessitarem de maior orientação e prática. Como em tudo, algumas pessoas serão mais competentes do que outras, pois o talento é sempre um fator importante. Mas de modo geral, as pessoas poderão aprender a usar o pêndulo para obter respostas rápidas, simples, precisas e concretas,

Diagrama 1

PÊNDULOS

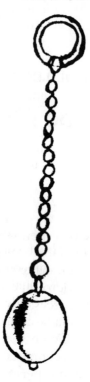

Tamanho real do pêndulo usado pela autora

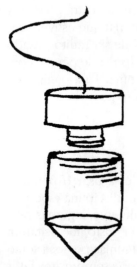

Pêndulo com tarraxa para inserir amostras

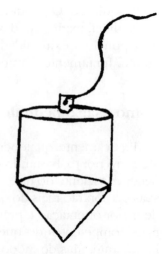

Pêndulo para hidroscopia

mesmo se não quiserem realizar estudos — que exigirão toda uma vida — de todas as possibilidades e utilizações descritas neste livro.

Todos os objetos, animados ou inanimados, emitem radiações, e nossos sentidos podem senti-las e avaliá-las até certo ponto. Nosso corpo recebe essas radiações assim como um rádio ou uma televisão recebem seus sinais, e podemos ser como um telefone, por assim dizer, receptores de informações não disponíveis de outra maneira. Os pólos positivo e negativo de um ímã encontram sua contrapartida no corpo humano: o lado esquerdo do corpo é negativo e o lado direito é positivo, com um espaço neutro no centro. E é exatamente assim que sua mente deve ser: neutra, silenciosa, curiosa, jamais permitindo que pensamentos ou desejos interfiram ou influenciem a resposta procurada! Isso é o mais importante e deve ser lembrado quando você fizer uso do pêndulo: mantenha sua mente na atitude típica do "não sei"! Se ontem havia um problema, hoje realmente nada sei a respeito dele; pode estar igual, pode ter melhorado ou piorado. Sempre que estiver trabalhando, apenas você saberá se está agindo assim. Você deve ter consciência de suas emoções e do que sua mente está fazendo no momento da pergunta. Quaisquer pensamentos acerca de uma possível resposta, quaisquer desejos pessoais, qualquer envolvimento do ego ou qualquer tendência à exibição influenciarão seu trabalho. Entretanto, se você fizer a pergunta com total objetividade, a resposta pode e deve ser digna de confiança. Se não tiver certeza do resultado depois de realizar uma leitura, ou se sua mente disser, "Achei que esta seria a resposta", possivelmente você terá influenciado a resposta. Pare e repita o procedimento; faça o teste de outra maneira, verifique sua resposta. Você pode aprender a ser objetivo. Depois de trabalhar com o pêndulo por algum tempo, você ganhará confiança. Comece com alguns dos exercícios simples oferecidos neste livro e depois passe para um trabalho mais complexo. Quando finalmente entrar em áreas de possível envolvimento emocional, você descobrirá que pode trabalhá-las com igual objetividade.

Entusiasmo e confiança

Use o pêndulo com entusiasmo e com a confiança de que você é capaz. Uma atitude de desânimo ou de dúvida só terá resultados ambíguos. Trabalhe sempre sozinho e em locais silenciosos e, se possível, longe de pensamentos negativos, de céticos ou de qualquer pessoa que tente influenciá-lo.

O espectro da consciência

Falarei das condições positivas e negativas com respeito ao trabalho com o pêndulo, a fim de esclarecê-las. Conquanto haja pólos positivos e negativos em um ímã, e o próprio corpo tenha seu campo magnético, utilizarei as palavras positivo e negativo para identificar certos segmentos do espectro da consciência. A meu ver, a consciência abrange um amplo espectro. Cada um de nós, como indivíduos, tem uma freqüência pessoal na qual vive. Podemos atuar em determinada amplitude de freqüência no espectro geral da consciência. Para permanecer em estado de saúde, é preciso manter-se em seu próprio âmbito adequado. Determinados elementos a nossa volta (incluindo-se aí a alimentação, o vestuário e a moradia) podem alterar nossa freqüência a ponto de criarem uma situação de doença. Em outras palavras, elementos de nosso ambiente ocasionalmente reduzem nossa freqüência abaixo de nosso nível de tolerância, criando assim um estado mórbido. É prudente verificar o ambiente em que passamos a maior parte de nosso tempo, bem como os vários tipos de alimento que compõem nossa alimentação. Uma vez estabelecida nossa amplitude de freqüência saudável, podemos permanecer nesse ponto sem precisarmos fiscalizar tudo constantemente.

* * * * *

A linguagem do pêndulo

A linguagem do pêndulo pode diferir, dependendo da pessoa que lhe transmitir a técnica. Os sistemas interpretam as oscilações diferentemente, ou utilizam o método de contagem de identificação. De acordo com sua interpretação, o sistema funcionará com você enquanto seu significado for claro e a interpretação constante. O método mais usado atualmente nos Estados Unidos e no Canadá é o descrito neste livro.

Há quatro oscilações diferentes. Sempre que você elevar o pêndulo acima de algum objeto, animado ou inanimado, ele captará as radiações do objeto e começará a oscilar, primeiro na direção contrária a você, e depois na sua direção. Esse é o movimento neutro, que simplesmente coloca-o em contato com o objeto. Quando você fizer a pergunta, o pêndulo responderá com uma rotação. Se ele fizer uma rotação para a direita, no sentido horário, ele estará dizendo "sim"; essa é a oscilação positiva, indicando uma condição positiva. Se ele fizer uma rotação para a esquerda, no sentido anti-horário, ele estará dizendo "não"; é a oscilação negativa, indicando uma condição negativa. Se você fizer uma pergunta que não tenha por resposta sim ou não, uma pergunta confusa ou que na verdade não tem uma resposta — por exemplo, uma pergunta sobre um apêndice retirado — o pêndulo oscilará para a frente e para trás, horizontalmente da direita para a esquerda, significando que "não há resposta". Possivelmente você cometeu um erro elementar, portanto, tente refazer sua pergunta, tornando-a mais clara.

A amplitude de rotação do pêndulo indicará a intensidade de sua resposta. Ele poderá mostrar um pequeno movimento circular negativo, como que dizendo, "Não se preocupe demais com esse problema", ao passo que um movimento circular amplo poderá significar: "Cuidado, problema." Ele poderá exibir uma pequena oscilação "sim", ou uma grande oscilação 100%: "Aleluia, as coisas não poderiam estar melhores." Quanto maior a oscilação, mais rápido o pêndulo parecerá girar, como se enfatizando a resposta.

* * * * *

Formas variadas de usar o pêndulo

Há basicamente quatro maneiras de usar o pêndulo:

1. O pêndulo é colocado sobre um objeto ou sobre o corpo de uma pessoa e são feitas perguntas referentes a esse objeto ou a essa pessoa.
2. O pêndulo é mantido acima de um objeto (como, por exemplo, um alimento ou um remédio) que repousa sobre sua mão esquerda e são feitas perguntas referentes à relação do objeto com você.
3. O pêndulo de tarraxa para inserir amostras é utilizado para localizar substância semelhante à amostra.
4. O "Método da Prova" possibilita uma leitura para si mesmo ou para outra pessoa, presente ou a distância. As provas (descritas mais adiante) são usadas para questionamento e trabalhos mais específicos, utilizando listas de palavras.

Cada uma dessas formas será analisada detalhadamente nos capítulos subseqüentes.

* * * * *

Primeira maneira de usar o pêndulo

O método direto é a maneira mais simples de começar a usar o pêndulo e de acostumar-se com ele, adquirindo confiança com a prática. Comece posicionando o pêndulo sobre objetos de sua casa e verificando se emanam vibrações positivas ou negativas. Experimente em pedras, artefatos ou relíquias antigas, a fim de verificar se apresentam alguma negatividade. Você poderá deixar de usar jóias antigas ou talvez desfazer-se de algum vaso, quadro ou tesouro antigo. Tudo o que emitir vibrações positivas deve ser mantido no ambiente em que você vive.

Procure verificar a diferença de intensidade da oscilação ao posicionar o pêndulo sobre uma planta ou flores; algumas delas poderão oferecer resultados melhores do que outras. Uma flor recémaberta oferecerá uma leitura mais eficaz do que uma flor que está começando a murchar.

É fundamental verificar os artigos de sua casa, seus cosméticos e produtos de higiene pessoal, os artigos de limpeza e todos os que tiverem desodorizantes. Muitos produtos utilizados atualmente contêm substâncias químicas e podem ser a causa de alergias, erupções de pele ou até mesmo de baixa energia.

Testes com animais

Você também pode fazer testes com animais, usando o pêndulo com seus bichinhos de estimação. Em uma granja na região sul da Califórnia, o pêndulo é usado sobre os ovos para verificar se o ovo é fértil ou não, e também se contém um pintinho macho ou fêmea; desse modo, a produção de ovos de granja aumentou muito. (Aliás, descobriram que as mulheres ali podiam trabalhar até seis horas, com intervalos regulares, sem perder a precisão na tarefa.)

Determinação do sexo

Da mesma maneira, o sexo de um feto ou de um animal ainda não nascido pode ser determinado com facilidade, utilizando-se a oscilação positiva para o sexo masculino e a oscilação negativa para o sexo feminino. No caso de nascimentos múltiplos, é igualmente possível descobrir, por meio de cuidadoso exame, quantos machos e quantas fêmeas compõem a ninhada de um animal; em primeiro lugar, procure descobrir o número de filhotes ao todo, perguntando se se trata de um filhote, ou de 2, 3, etc., e depois o número de machos e de fêmeas.

O ciclo de fertilidade

Algumas mulheres usam o pêndulo para determinar os períodos mais férteis ou os menos férteis para a concepção ou para o controle da natalidade. Esse procedimento está correto, contanto que você não influencie a resposta com seu desejo de manter relações sexuais! Pergunte, "Hoje é um dia bom ou ruim?" Pode ser usado um calendário para descobrir os ciclos individuais.

Descobrir a direção a seguir

Ao ar livre, seu pêndulo pode ser usado para indicar onde fica o Norte. Basta fazer essa pergunta, estender o braço e girar lentamente em círculo. O pêndulo oscilará até você perceber uma oscilação mais ampla, indicando o Norte, e uma mais curta, indicando o Sul. Então, você poderá verificar a direção exata, pedindo a oscilação positiva mais ampla. Isso pode ser bastante útil quando você estiver acampando ou em um local desconhecido, mas, de preferência, faça um teste antes de se perder! O pêndulo indica a direção, porque você está trabalhando com energia eletromagnética da Terra, que parte de Norte para Sul.

Radiações nocivas

Você poderá fazer um teste interessante com seu televisor, a fim de verificar a que distância ele emite radiações nocivas. Ligue o televisor e comece junto à tela, que produzirá uma oscilação negativa, e depois veja até onde ela permanecerá negativa, momento em que o pêndulo voltará a ficar neutro. A oscilação poderá chegar a vários metros, dependendo do tamanho do aparelho e da potência das válvulas. Verifique também as laterais do televisor, definindo a amplitude do ângulo negativo. Não se sente nessa zona negativa próxima ao televisor, nem deixe que seus filhos ou animais sentem-se nessa área, pois eles receberão as radiações prejudiciais.

Alguns locais ou casas, ou até mesmo ruas inteiras, emitem radiações nocivas devido a certo tipo de água subterrânea ou campo magnético negativo. Isso pode fazer com que os moradores absorvam as emanações prejudiciais que provocam doenças e insônias. Um pendulista competente terá de encontrar uma maneira de eliminar a causa, se possível.

* * * * *

Diagnóstico diretamente no corpo humano

Posicionando o pêndulo sobre o corpo, você pode detectar qualquer distorção da energia, indicando um desequilíbrio. Comece encontrando a oscilação neutra. Normalmente, a energia flui ao longo do corpo e acompanha todas as curvas, como, por exemplo, o braço flexionado. Você pode detectar condições negativas no corpo, que comprometem um órgão ou uma glândula, indagando acerca das funções e dos sistemas enquanto percorre com o pêndulo, lentamente, a região, fazendo perguntas apropriadas. Lembre-se, contudo, de que uma dor pode ensejar uma leitura de energia negativa distorcida em determinada área, mais isso pode ser apenas um reflexo, estando a causa em outra parte do corpo. A dor de cabeça, por exemplo, pode ser causada por um problema digestivo.

Você pode experimentar esse método em si mesmo, fazendo este pequeno teste. Se não houver nada errado em seu braço, dê-lhe um "tapa" com força; imediatamente, você poderá fazer uma leitura distorcida da energia negativa, a qual mostrará a existência de uma perda energética naquela área. Você poderá perceber a extensão dessa perda em seu braço. Por se tratar de um problema sem muita gravidade, o pêndulo reduzirá sua rotação quase imediatamente e, em um minuto aproximadamente, retornará a seu movimento neutro normal, indicando que o problema está resolvido.

* * * * *

Como fazer uma avaliação rápida das condições do corpo

Posicionando o pêndulo nas pontas e em outras áreas dos dedos numa das mãos, como mostra o diagrama abaixo, você poderá determinar o estado de saúde ou de doença do corpo. Esse procedimento é bastante útil para descobrir rapidamente informações sobre os sistemas maiores, as funções e condições do corpo físico. (Nem sempre você tem o seu equipamento à disposição, como, por exemplo, em uma emergência, quando são necessárias respostas rápidas.) Esse método utiliza os pontos da mão que constituem reflexos de outras áreas do corpo e, naturalmente, você não está avaliando a mão em si. Ela revelará o equilíbrio ácido-alcalino do corpo e também o estado do coração e da circulação sangüínea. Além disso, você poderá determinar o nível de energia física no corpo, bem como a energia etérica,

Diagrama 2
PONTOS DE DISTORÇÃO DA ENERGIA NA MÃO

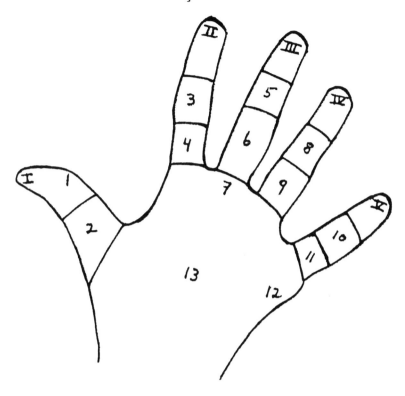

I   SISTEMA NERVOSO - Cérebro - Energia física
    1. Energia etérica
    2. Equilíbrio ácido-alcalino
II   SISTEMA RESPIRATÓRIO
    3. Brônquios
    4. Pulmões
III   SISTEMA DIGESTIVO
    5. Fígado
    6. Estômago
    7. Intestinos
IV   SISTEMA URINÁRIO
    8. Rins
    9. Bexiga
V   SISTEMA REPRODUTOR
    10. Masculino: testículos - próstata
         Feminino: útero - ovários
    11. Órgãos genitais
12. CONDIÇÃO DO SANGUE e CIRCULAÇÃO SANGUÍNEA
13. FUNÇÃO DO CORAÇÃO

que sempre apresenta uma leitura mais alta, pois alimenta o corpo físico. Só em casos de choque ou de experiências fora do corpo a energia etérica fica perigosamente baixa, chegando abaixo do nível da energia física. Pouco antes da morte, a energia etérica desaparece por completo — na verdade, antes que o corpo físico dê seu último suspiro.

Realizei cuidadosos exames mediúnicos para encontrar esses pontos reflexos na mão, e pesquisei cada um deles minuciosamente. Trata-se de um método bastante apropriado quando não é possível posicionar o pêndulo diretamente sobre o corpo. Ver o Diagrama 2, na página anterior, que apresenta um resumo desses pontos, e comece a memorizar os pontos de distorção de energia na mão.

Teste esquemático

Se tiver problemas com o sistema elétrico de seu automóvel, de seu televisor ou de seu rádio, você poderá encontrar um curto-circuito ou algum outro defeito posicionando o pêndulo bem acima de um diagrama comum ou de um diagrama esquemático desse equipamento.

Na Europa, o pêndulo é mais utilizado em laboratórios do que nos Estados Unidos, embora esse tipo de uso também esteja começando a ser comum neste último.

É possível encontrar objetos ou pessoas perdidas com o pêndulo, utilizando um diagrama ou um mapa; a polícia também pode ser auxiliada dessa maneira. Contudo, se for utilizada uma "prova" da pessoa desaparecida, em geral o sucesso será mais provável.

É fácil detectar se um documento é ou não falsificado. Por exemplo, uma oscilação positiva indica uma carta, assinatura ou testamento verdadeiros.

O pêndulo também tem sido usado (sobretudo na Europa) para descobrir certas características de uma pessoa, utilizando uma amostra da caligrafia desta como "prova".

Teste do nível de acerto

Um teste interessante do próprio nível de acerto pode ser realizado verificando-se folhas separadas com cálculos matemáticos, alguns certos e outros errados. Misture as folhas, coloque-as voltadas para baixo sobre uma mesa e descubra as que estão corretas por meio de leituras positivas, e as incorretas por meio de leituras negativas. Naturalmente, esse procedimento poderá ser extremamente útil se de fato você estiver fazendo exercícios de matemática.

Você pode aplicar esse mesmo tipo de teste em si mesmo, em qualquer variação do velho jogo "passe-passe". Entretanto, ele se aproxima dos testes extremamente tediosos que os parapsicólogos adoram inventar. Pessoalmente, descobri que as aptidões mediúnicas funcionam mais e permitem à pessoa obter as leituras mais precisas quando existe uma boa razão ou um forte laço com o objeto de busca. Muitos médiuns descobriram que, em condições laboratoriais rigorosas, eles não conseguem "atuar", pois parece haver um efeito de cerceamento de seu fator intuitivo; há também a pressão, porque eles devem provar alguma coisa a qualquer custo. Portanto, se você tiver dificuldade em provar seu nível de acerto em condições de teste, não deixe que isso o desanime.

* * * * *

Segunda maneira de usar o pêndulo

Para descobrir a relação entre você e algum alimento ou outro produto, como, por exemplo, vitaminas, ervas, tratamentos, etc., segure o objeto em sua mão esquerda e faça o teste posicionando o pêndulo acima do objeto. Dessa maneira — mesmo se determinado objeto ou alimento criar uma leitura positiva — você poderá descobrir sua própria relação, particular, com o objeto ou alimento apenas segurando-o. Sua resposta, todavia, aplica-se apenas ao momento presente; ela poderá ser diferente em outra ocasião, no que diz respeito a esse alimento especificamente. Esse segundo método só é usado para uma resposta afirmativa ou negativa simples e rápida, que então pode ser elaborada utilizando-se o Método da Prova.

Esse segundo método também pode ser aplicado a outra pessoa; peça-lhe para segurar algum objeto, alimento ou remédio, enquanto você posiciona o pêndulo sobre a mão dela e faz as perguntas necessárias. Mesmo se ela estiver dormindo ou se estiver muito doente, ou mesmo se, por algum motivo, não puder segurar ela mesma o objeto, você poderá fazer perguntas por ela, colocando o remédio em sua própria mão, mantendo o pêndulo entre o corpo da pessoa e o remédio, fazendo suas leituras para essa pessoa.

Em ambos os casos, enquanto estiver realizando leituras para si próprio ou para outra pessoa, faça apenas a seguinte pergunta: "Isto é bom para mim, para ele ou ela?" Se a resposta for negativa, naturalmente você irá procurar outra coisa mais útil. Se a resposta for positiva, você poderá descobrir a quantidade exata que é necessária. O pêndulo lhe dará uma resposta afirmativa à medida que você for aumentando a quantidade, perguntando se é 1, 2, 3, etc., e depois realizará um movimento neutro, quando você ultrapassar o número certo, indicando que o tratamento não fará bem com uma dosagem superior àquela. Ele passará a exibir uma oscilação negativa se você continuar agindo como um guardião e indicando que a quantidade prejudicial terá de ser expelida do corpo. Depois de encontrar a quantidade correta, você poderá verificar a freqüência de ingestão; embora seja difícil realizar essa verificação com muita antecedência, sendo melhor repetir o teste e verificar se as condições mudaram, oferecendo outra resposta. Esse sistema poderá funcionar mais ainda se for usado o Método da Prova, pois você poderá elaborar os muitos detalhes existentes. Nem sempre é aconselhável para o paciente ou para você fazer muitas perguntas.

* * * * *

Terceira maneira de usar o pêndulo

As palavras amostra e prova não devem ser confundidas, como acontece ocasionalmente. Elas não são sinônimas, nem são usadas da mesma maneira.

Uma amostra é um fragmento ou parte do material que se está procurando. É utilizada no interior de um pêndulo oco com tarraxa, que pode ser posicionado sobre um mapa ou sobre a terra durante a prospecção. Pode conter líquidos como água ou petróleo ou fragmento de determinado material que se está procurando. Desse modo, o pêndulo com amostra é alinhado à substância buscada. Trata-se de uma utilização diferente para o pêndulo de amostra, na qual esse pêndulo é usado como "prova" e não como intermediário entre o pendulista e a pessoa para quem ele faz a leitura.

* * * * *

Quarta maneira de usar o pêndulo

Explicarei agora o equipamento ou os materiais usados no Método da Prova, que é o mais complexo. Os materiais exigidos incluem o Quadro de Determinação e um ponteiro, um ímã e as provas; são necessárias também Listas de Trabalho e Mapas de Anatomia. Todos esses itens são oferecidos juntamente com este curso. A utilização de cada um deles será explicada em detalhes. Então, você terá a sua disposição um método extremamente interessante e gratificante, no qual o pêndulo pode ser seu informante e você pode utilizá-lo em todo seu potencial.

*   *   *   *   *

As provas

Há dois tipos de provas: primárias e secundárias. Uma prova primária é a que une o pendulista à pessoa para quem ele está trabalhando, seja ele mesmo ou outrem. Pode ser qualquer objeto que tenha sido manuseado pela pessoa, como uma fotografia (um negativo é ainda melhor), uma assinatura, de preferência a lápis (a tinta possui uma vibração forte e própria), um pedaço de tecido, uma mecha de cabelos, etc. Saliva em um pedaço de papel absorvente também serve, mas dura pouco tempo. A melhor prova primária é uma gota de sangue, pois ele mantém sua radiação vital por muitos anos e é tão pessoal quanto uma impressão digital. Contudo, o pendulista não estará analisando o sangue de uma pessoa quando utiliza uma gota desse líquido como prova primária; esta apenas o vincula a tudo o que está se passando na esfera dessa pessoa. Pessoalmente, prefiro usar uma gota de sangue, também absolutamente essencial na "irradiação", tema que será abordado mais adiante. Não utilize resíduos corporais; eles são empregados na magia negra, que jamais visa a cura. Sempre adote a magia branca, ou "magia da Luz", que visa o benefício do paciente.

Para obter uma prova da gota de sangue, espete a ponta do dedo e coloque uma gota de sangue sobre um pequeno pedaço de papel absorvente, como, por exemplo, papel de arroz, um tecido ou uma toalha de papel. Ele deve ser inserido imediatamente em um envelope de celofane pequeno (encontrado em lojas de selos) e selado com fita adesiva. Se não encontrar celofane, você pode colocar a gota de sangue num pequeno quadrado de papelão parafinado ou plástico, mas não o coloque em qualquer material excessivamente espesso. Você também pode colocar as iniciais da pessoa no papel, pois todas as gotas de sangue tendem a parecer iguais. Uma maneira mais duradoura consiste em mantê-lo em um arquivo com o nome da pessoa, além de outros gráficos que você poderá fazer para ela. Um clipe irá mantê-lo com facilidade em uma pasta comum de papel manilha.

A prova secundária é usada para trabalhar um problema específico da prova primária (você mesmo ou outra pessoa). São provas secundárias os nomes das coisas: doenças, problemas, materiais prejudiciais ao corpo ou nomes de uma região do corpo, ou de um sistema ou função que exija atenção especial. Além disso, também são provas secundárias os nomes de cores, dos tratamentos ou dos procedimentos indicados pelo pêndulo e que são usados para neutralizar uma condição negativa específica e ajudar a transformar essa condição negativa em positiva.

Essas provas secundárias podem ser criadas simplesmente escrevendo a palavra necessária a lápis em um pedaço de papel. Em geral, elas são escritas por extenso, segundo a necessidade de investigação. É bom ter sempre pedaços de papel à mão para essa finalidade.

* * * * *

Quadro de Determinação

O Quadro de Determinação é feito de material neutro e tem como objetivo revelar detalhes para a prova primária. O quadro deve ser usado em uma escrivaninha ou em uma mesa de madeira; e o pendulista deve posicionar-se de frente para o norte, se possível, a fim de alinhar-se com o fluxo magnético norte-sul da Terra. Não deve haver objetos de metal sob o quadro ou nas proximidades para não perturbar as vibrações das provas que estiverem sendo usadas. A pessoa para quem você estiver trabalhando não precisa estar presente, pois a prova primária a une a você, tornando possível, desse modo, a teleradiestesia (ou trabalho a distância).

O Quadro de Determinação possui dois círculos. O menor, no alto do quadro, é o círculo da prova, no qual as provas são colocadas. O círculo mais abaixo no Quadro de Determinação é definido em graus, de 0 a 360, a fim de efetuar leituras numéricas objetivando a exatidão e a comparação. Esse círculo é dividido em três segmentos. Em seção subseqüente deste livro, você poderá perceber a relação com um tema universal de três partes que compõe a totalidade.

O primeiro segmento do círculo estende-se de 0 a 120 graus; quaisquer leituras encontradas nesse segmento são classificadas como sinais de situações negativas. Os dois segmentos de 120 a 360 graus, que abrangem o restante do círculo, indicam leituras positivas.

Leituras no segundo segmento, de 120 a 240 graus, indicam condições mutáveis que vão do meramente funcional até o leve desequilíbrio; isto é, o corpo está se mantendo saudável, está propenso a doenças ou encontra-se em estágio de recuperação.

As leituras que se encontram no terceiro segmento, de 240 a 360 graus, indicam uma condição de estabilidade.

Lembre-se, ao utilizar o Quadro de Determinação, de que, quanto menor o grau indicado na leitura, pior ou mais grave a situação; e quanto maior, mais livre de problemas e saudável estará a pessoa.

A finalidade do Quadro de Determinação é fazer leituras numéricas e descobrir com exatidão se existe uma situação negativa e até que ponto ela está afetando o corpo. Assim, o mesmo método pode ser usado para encontrar tratamentos capazes de elevar a freqüência da prova, do estado de desequilíbrio para uma situação indicando uma saúde melhor.

Ver no Diagrama 3, na página seguinte, um Quadro de Determinação mostrando o círculo da Prova e os três segmentos do círculo de graus.

Um Quadro de Determinação e um ponteiro são oferecidos com este curso.

Uso das listas

Para eliminar a necessidade de decorar um sem-número de nomes ou de perguntas que ocupam a mente, é bastante útil o uso de listas e palavras escritas. Podem ser palavras escritas a lápis, datilografadas ou impressas. Contudo, não deve ser usada uma página de livro, pois assim você estaria captando também as vibrações das palavras do verso da página. A lista ou as palavras devem ser colocadas em uma superfície ou papel preto, que bloqueia outras vibrações, para que possa ser obtida uma leitura clara da única palavra de que você necessita.

Cada uma das Listas de Trabalho será discutida e explicada ao longo do livro.

* * * * *

O ponteiro

Uma vareta de material neutro, como madeira ou plástico, é utilizada para apontar as palavras. Segure-a com a mão esquerda e aponte uma palavra de cada vez, pedindo uma correlação; isto é, enquanto estiver apontando a palavra e concentrando sua mente na pergunta, indague se existe aquela condição com relação à prova primária, de maneira positiva ou negativa. Qualquer correlação negativa deverá ser avaliada e trabalhada posteriormente, e um tratamento deverá ser buscado. Quando for encontrada uma condição negativa, utilizando-se seu nome como prova secundária (o que será descrito mais adiante), pode-se então buscar uma leitura positiva, apontando um possível tratamento ou procedimento. Finalmente, transformando o tratamento escolhido em prova, você poderá colocá-lo com as outras

Diagrama 3

QUADRO DE DETERMINAÇÃO

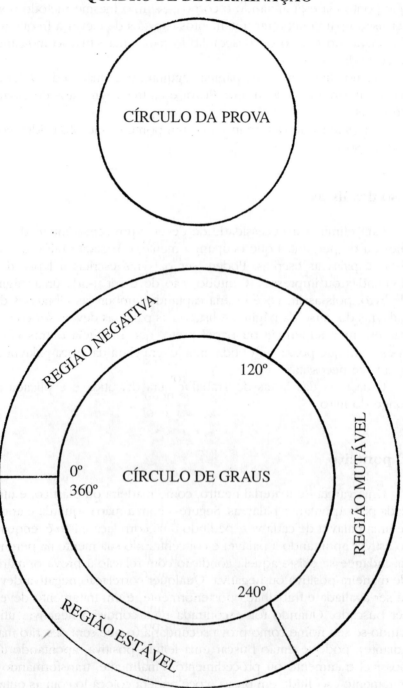

provas no círculo de provas e determinar exatamente como ele deve ser usado naquele problema específico; você também pode determinar o quanto ele deve ser usado e com que freqüência. Sempre que acrescentar outra prova à prova primária, você estará tentando zerar aquela condição ou meta específica e estará reunindo detalhes bastante sutis a respeito dela.

O ponteiro pode ser feito de qualquer vareta ou madeira. Uma maneira simples consiste em preparar pauzinhos de madeira utilizados nas refeições pelos japoneses, afinando a extremidade com um apontador de lápis. Pauzinhos japoneses são encontrados em lojas de produtos orientais. Um ponteiro acompanha este curso.

* * * * *

O uso de um ímã neutralizador

De posse dos instrumentos já citados, você pode começar a fazer leituras quantitativas sobre uma condição negativa ou positiva. Contudo, há mais uma etapa essencial a ser cumprida: antes de colocar uma prova primária no círculo de provas do Quadro de Determinação, você deve neutralizar todas as vibrações remanescentes de uma prova primária anterior ou de seu manuseio do quadro. Para neutralizar as vibrações do círculo de provas, utilize um ímã, esfregando-o algumas vezes em movimento circular, no sentido horário, no interior do círculo. Em seguida, coloque a prova primária no círculo de provas e friccione-a com o ímã, a fim de neutralizar suas vibrações.

Um ímã em forma de ferradura é oferecido junto com este curso.

* * * * *

Como fazer leituras numéricas

Em primeiro lugar, posicione o pêndulo sobre a prova e absorva a radiação em sua oscilação neutra. Ao fazer uma pergunta ou ao apontar uma palavra relacionada com a informação que você está pedindo, o pêndulo tornará sua oscilação negativa ou positiva, indicando "sim" ou "não" com referência àquela pergunta específica. Lembre-se, seu corpo assemelha-se a um ímã; como a mão esquerda pode receber impressões, você também pode usá-la para apontar as perguntas. A mão direita encontra-se do lado positivo do corpo, exceto quando a pessoa é canhota (nesse caso, a polaridade do corpo pode ser invertida). Devido à necessidade da prova primária e por meio do processo de questionamento, o pêndulo atuará como um indicador da informação buscada. Lembre-se também de que sua mente deve estar tão silenciosa e neutra quanto o centro de um ímã, assemelhando-se a um telefone que transmite apenas informações, sem alterá-las nem transformá-las de forma nenhuma. Se você deseja tornar sua mente tão silenciosa e neutra quanto possível, aconselhamos o uso de listas de nomes, para que sua mente não se desgaste desnecessariamente o tempo todo. Quando alcança um estado de completo relaxamento, a mente pode ser usada intuitiva e inteligentemente para fazer as perguntas certas, enquanto você busca maneiras de transformar situações negativas em situações positivas, saudáveis.

Depois de receber a primeira leitura indicada, seja ela positiva ou negativa (e se não quiser uma resposta quantitativa), você poderá passar para a próxima palavra. Por exemplo, se obtiver uma oscilação positiva para uma doença, significa que a prova primária (a pessoa com quem você está trabalhando) não tem essa doença e você não precisa ir adiante — a menos que se trate de uma situação especial que você está tentando implementar. Se quiser obter uma leitura quantitativa ou comparar essa leitura a uma leitura anterior, utilize o procedimento abaixo.

Procedimento de demarcação

Movimente o pêndulo para baixo e através da linha de demarcação de 120 graus (entre os segmentos de leitura positivos e negativos) até o ponto 0 grau; o pêndulo continuará com sua oscilação inicial, seja ela negativa ou positiva, quando você parar por um momento nesse ponto. Em seguida, movimente o pêndulo lenta e ritmadamente em torno do círculo, no sentido horário, sem movimentos bruscos, até ele começar a fazer o movimento neutro: indicando a leitura do grau. Quando ele parar de girar e começar a oscilar (o movimento neutro), basta apenas alinhá-lo com a linha de graus indicada no círculo. Cada linha de grau encontra-se em um ângulo ligeiramente diferente e oferece uma leitura numérica diferente. Nesse ponto, se você estiver um pouco rápido ou lento demais, aconselha-se mover o pêndulo para a frente ou para trás, a fim de alinhá-lo com a leitura, pois o pêndulo já terá estabelecido sua direção e continuará a oscilar (marcando a linha de grau no ar, acima do quadro, por assim dizer). Ele não se afastará dessa linha de grau até que você interrompa o procedimento e volte para o círculo de provas, para a próxima leitura. Todo esse procedimento é realizado pouco acima da prova e do quadro, e tem de ser repetido todas as vezes. É sempre necessário realizar esse procedimento de demarcação para obter uma leitura exata. Ver o Diagrama 4 na página seguinte, que mostra como usar o pêndulo sobre o Quadro de Determinação.

Leituras negativas

Você perceberá que as leituras negativas estendem-se de 0 a 120 graus nesse procedimento, ocorrendo a única exceção em casos extremamente graves, quando o pêndulo percorrerá todo o círculo de graus em oscilação negativa (em círculos bastante amplos e rápidos), ocasionalmente por diversas vezes, para então parar no mesmo segmento negativo. Acrescente 360 graus (para cada volta) ao número do grau em que finalmente ele irá parar para a leitura correta.

Leituras positivas

Todas as leituras positivas vão de 120 a 360 graus. Utilizando o Quadro de Determinação, você poderá verificar de que maneira o problema se transformou, em comparação à última vez em que foi trabalhado, a fim de constatar se a situação continua igual, se regrediu ou melhorou. Desse modo, o pêndulo pode lhe dizer muitas coisas detalhadamente, oferecendo um quadro geral da situação e do problema de qualquer pessoa. Por meio desse método, você também saberá se aquilo que está tentando fazer para si mesmo ou para o outro tem valor, ou se você deve procurar outro tipo de ajuda.

* * * * *

Uma exceção interessante

Ocasionalmente, poderá parecer que o movimento inicial do pêndulo está oscilando entre o positivo e o negativo, como se fosse incapaz de decidir. Isso pode significar a impossibilidade de obter uma leitura nesse momento específico, devido a situações em transformação (como já analisamos antes). Também pode indicar que a situação está em torno de 120 graus e simplesmente está melhorando e preparando-se para passar do negativo para o positivo, ou se está apenas começando a sair do desequilíbrio, como, por exemplo, quando uma pessoa está prestes a ser acometida por uma enfermidade. Nesse caso, se você estiver trabalhando, retorne o movimento negativo e

Diagrama 4

COMO FAZER LEITURAS

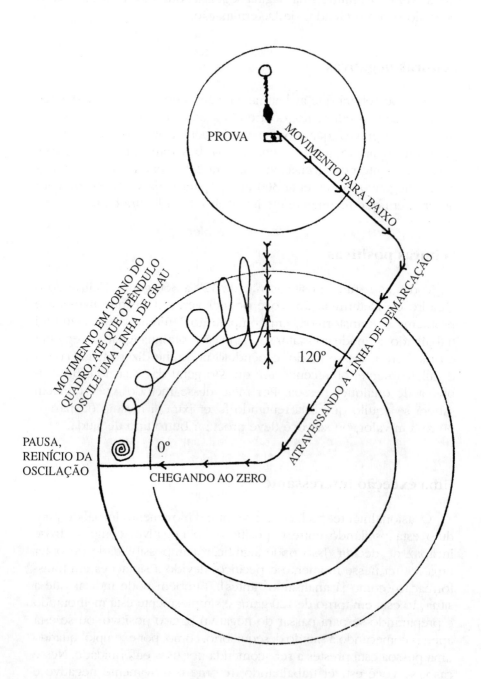

observe o quanto ele se aproxima de 120 graus — talvez em 115 graus, prestes a tornar-se positivo. Quando identificar esse movimento oscilante com referência a algo que não estava sendo trabalhado anteriormente, isso significa que algo está começando a entrar em estado negativo. Pode-se prever o princípio de uma moléstia branda. Você também pode retornar o movimento positivo e ver o quanto o pêndulo se aproxima de 120 graus. Talvez ele pare no segmento negativo (novamente em torno de 115 graus), indicando a existência de alguma coisa que merece atenção e que deve ser corrigida o quanto antes, impedindo o desenvolvimento de um problema mais grave, e sem dúvida mais difícil de corrigir.

* * * * *

Problemas no corpo etérico

O pêndulo revela não apenas os problemas físicos concretos, mas também problemas no corpo etérico, através do qual a distribuição da energia vital é canalizada para nosso sistema endócrino. Algumas leituras podem ser características de problemas existentes apenas no nível etérico e que, no entanto, não estão presentes no corpo físico. Outras leituras podem revelar problemas latentes ou prestes a acometer o físico. Tais leituras mostram desequilíbrios no corpo etérico capazes de provocar doenças (ou "miasmas", como são chamadas na homeopatia), isto é, problemas e predisposições hereditárias, indicando fraquezas inatas que podem aflorar em épocas de *stress*, desequilíbrio ou de ataque por vírus. O pendulista precisa verificar se as situações consideradas negativas encontram-se realmente no corpo físico ou se constituem tendências latentes. Se não houver sintomas nem qualquer tipo de mal-estar, talvez os problemas ainda estejam no corpo etérico. Nesse caso, isso serve como um alerta e medidas podem ser tomadas para impedir que esse enfraquecimento se materialize no corpo físico. Isso é facilmente verificável fazendo-se a pergunta ou apontando para as palavras "físico" ou "predisposição", "corpo físico" ou "corpo etérico", e lendo a resposta sim ou não. Ver Lista de Trabalho nº 1.

* * * * *

Uma palavra de advertência

Como este livro destina-se a todos os que desejarem lê-lo — tanto o profissional que domina os métodos tradicionais da medicina como o leigo — permitam-me inserir uma palavra de advertência aos não profissionais. A lei nos Estados Unidos afirma que ninguém pode fazer diagnósticos nem ministrar tratamentos se não tiver uma licença para fazê-lo. Tampouco é permitido retirar tecidos do corpo de uma pessoa ou realizar a imposição das mãos, a menos que se trate de um sacerdote ou alguém que possua licença especial para tanto (ou que não cobre pela imposição das mãos). Essa é, por si só, uma excelente lei preventiva, pois ninguém deve se tornar um "charlatão do pêndulo" da noite para o dia! O mesmo acontece em qualquer estudo das artes de cura, seja a homeopatia, a terapia, as ervas, a massagem, etc. Se você possuir uma licença e o conhecimento dela decorrente, que grande oportunidade terá de aprender a usar o pêndulo para ampliar seus métodos! Você pode elaborar seu método de cura a partir do enfoque preventivo, prestando ajuda a seus pacientes das mais variadas formas. É isso que o grupo de medicina psiônica da Inglaterra está fazendo, e não há impedimento para que ele se torne parte das práticas de cura em outros países. Alguns médicos e agentes da cura das mais variadas profissões já estão usando o pêndulo, às vezes sem o conhecimento de seus pacientes, pois estes poderiam desaprovar tal procedimento.

Não-interferência no trabalho dos médicos

Se você não for um profissional, jamais interfira nas orientações que o médico der a seu paciente. Não faça o paciente interromper o tratamento nem a medicação indicados pelo médico para seguir as suas recomendações. Tal atitude não seria só inteiramente irresponsável, mas seria até mesmo perigosa em muitos casos. A decisão cabe ao paciente; ele tem a responsabilidade e o direito de definir o que deseja fazer com seu corpo — seja confiar no agente de cura de sua escolha ou receber outro tipo de tratamento. Você deve aconselhar o paciente a perguntar a seu médico se existe alguma objeção à interrupção de determinado tratamento que ele esteja seguindo, antes de tomar qualquer decisão.

Se for leigo no assunto, seja sempre humilde em seu trabalho e tenha um cuidado especial com o que disser a outra pessoa enquanto a estiver ajudando. Contudo, você pode trabalhar com o pêndulo para auxiliar o tratamento ministrado pelo médico. Por exemplo, se você ou outra pessoa estiver se submetendo a um tratamento com radiação para combater o câncer e tomar conhecimento de que a radiação priva o organismo de determinadas vitaminas, você poderá examinar o quanto será necessário para cobrir essa perda e manter o equilíbrio. Assim, você estará trabalhando para manter a saúde, estará neutralizando efeitos colaterais e sanando insuficiências físicas por meio de tratamentos naturais que jamais poderiam ser considerados pertencentes à mesma categoria das drogas medicinais.

Cura espiritual e métodos naturais

Todos temos o direito de fazer com nosso corpo aquilo que quisermos ou que considerarmos melhor para nós. Podemos optar por tratamentos profissionais e complementá-los com práticas elementares, benéficas ou saudáveis. Temos o direito de acreditar que os métodos e tratamentos naturais, tais como vitaminas, nutrientes, ervas, sais de células bioquímicas, banhos, exercícios, massagens, yoga, etc. são benéficos, e podemos decidir investigá-los e utilizá-los. Atualmente, muitas pessoas, inclusive os médicos, estão abandonando o hábito de receitar e testar apenas os medicamentos, pois em muitos casos eles não são bem-sucedidos no tratamento da causa da doença. Hoje, é possível ir a qualquer farmácia e comprar milhares de substâncias químicas realmente perigosas e fortes (chamadas de medicamentos) sem receita. Estes lançam nosso corpo em total desequilíbrio, podem alterar nossas funções e ritmos naturais e reduzir nossas defesas naturais. Eles fazem mais mal do que bem, ainda que aliviem temporariamente os sintomas ou diminuam a dor. Entretanto, existe escolha nesse caso: muitas pessoas estão optando pela cura espiritual e pelos métodos naturais para si próprias e para sua família.

Lei moral

Não ofereça seus serviços a outras pessoas, a menos que elas peçam, pois desse modo você estaria interferindo na vida delas. Se, contudo, essa pessoa já estiver sob seus cuidados, não há problemas, como no caso de uma criança cujo responsável é você, ou um amigo íntimo com o qual você mantém boas relações. Ao trabalhar com pessoas sem a permissão delas, você irá defrontar-se com todo tipo de dificuldade, não apenas legais. Possivelmente, elas não acreditarão em você, nada farão por si mesmas nem cooperarão de forma nenhuma e você não apenas terá perdido seu tempo, mas terá criado mais problemas. Constitui uma excelente lei moral trabalhar apenas com aqueles que solicitarem sua ajuda, pois isso estabelecerá um elo entre vocês, graças ao interesse mútuo, ao respeito e ao amor. Somente nessa atmosfera benéfica a cura pode ocorrer.

Não é da sua responsabilidade curar quem quer que seja! É o poder de Deus, a Inteligência Divina, a aceitação da verdade universal e a Luz que curam — e não você. Você não pode curar ninguém; é a própria pessoa que cura a si mesma. Assim como um corte simples cicatrizará sozinho, da mesma maneira a cura está à disposição no momento e no lugar certos, e no momento apropriado de amor. Ninguém sabe realmente quando, como ou por que ela acontece. A única coisa que se pode fazer é ter humildade, atuando da melhor maneira possível, consciente de que jamais compete ao profissional curar, mas de que cabe ao paciente receber a cura no momento certo. Uma pessoa irá convidá-lo a trabalhar com ela se estiver aberta aos métodos naturais e se estiver realmente procurando uma maneira de assumir a responsabilidade e ajudar a si própria. Então você poderá mostrar-lhe algo que traga benefícios.

Vontade de mudar

Entretanto, não há nada que o agente de cura possa fazer para contrapor aquilo que o paciente não faz por si mesmo! Por exemplo, se ele tem enfizema e não pára de fumar, você pode fazer muito pouco. Curas milagrosas acontecem, mas se o paciente continuar a ter as mesmas atitudes que tornaram sua saúde debilitada ou que provocaram a doença, esta voltará — em geral com mais gravidade, pois ele sabe que seus atos estão ocasionando o problema. Dedique seu tempo e energia para o paciente honestamente disposto a modificar sua maneira de viver. Trabalhe com ele, comente, quem sabe, algum artigo que você leu, ou um fato de sua experiência. Então, você poderá fazer um teste para verificar o que é necessário para o método da Prova do pêndulo e como este se aplica a esse caso nesse momento. Nada há de nocivo em indicar meios naturais para preservar a saúde ou combater a doença; desse modo, você estará deixando a decisão a cargo do paciente, isto é, se ele quer tomar alguma atitude ou não.

Parte de um método holístico

O pendulista leigo poderá encontrar tratamentos apropriados, desde que pergunte ao paciente o que ele já está fazendo ou tomando, para então procurar descobrir que outras providências seriam absolutamente seguras nesse caso específico. Utilizando essa informação como prova secundária, você poderá pedir ao pêndulo para encontrar outras informações seguras e úteis. Naturalmente, isto é o que qualquer profissional competente faria — indagar sobre a história do paciente e sobre os tratamentos que ele estiver fazendo.

Assim, o método do pêndulo pode e deve ser parte de uma abordagem holística ao tratamento de saúde. A eficácia de qualquer método de cura é limitada, por melhor que ele seja. Atualmente, há uma tendência para a cura holística em nossa sociedade, e o pendulista pode ajudar a oferecer um método holístico para preservar a saúde e ser um pioneiro na pesquisa nessa área. Essas são as metas morais e espirituais mais elevadas, as quais devem constituir uma inspiração para todos os que trabalham com a ciência e a arte da cura com o pêndulo. O trabalho com o pêndulo implica sua utilização para fazer o máximo pelas outras pessoas, mantendo o equilíbrio natural das coisas. A saúde é natural; a doença não. O equilíbrio é a ordem que a natureza busca, e o desequilíbrio é uma distorção dessa ordem.

* * * * *

Princípios relacionados com a saúde e a doença

Os radiestesistas profissionais que hoje utilizam os métodos de cura psiônicos estão tratando as causas fundamentais das doenças e não apenas aliviando os sintomas. Eles também podem reconhecer e encontrar, com o uso do pêndulo, as predisposições hereditárias (conhecidas como miasmas na homeopatia). Além disso, sabem que os resquícios de uma enfermidade, como uma cultura de bactérias, podem permanecer no corpo como uma toxina que provoca a doença. Tais conceitos e princípios são discutidos em profundidade em *The Pattern of Health and Psionic Medicine,* que inclui *Mc. Donagh's Unitary Concept of Disease.* A valiosa obra intitulada *Some Unrecognized Factors in Medicine* também me ajudou nas explicações e diagramas seguintes. Esses livros constituem estudos fascinantes para um pendulista, qualquer que tenha sido sua formação ou aprendizado anteriores.

Vamos oferecer uma abordagem de alguns desses princípios, começando pela análise da atividade de cada molécula de proteína. Ver o Diagrama 5, sobre embriologia, na página seguinte.

Diagrama 5

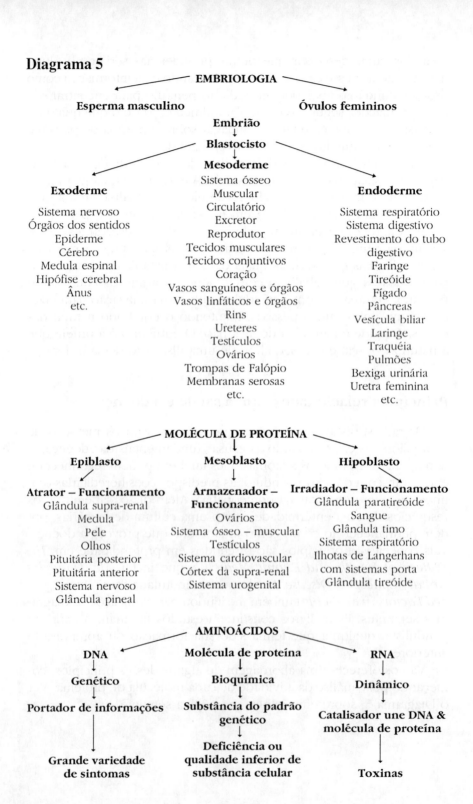

Um tema universal

Analisem um tema fascinante e constante: uma trindade composta de três partes que compõem uma totalidade, tema presente em todos os níveis do universo e em nossa consciência global. Você perceberá como esse tema recorrente está em cada explicação e em cada um dos Diagramas, mostrando a existência de uma lei fundamental do universo — seja ele visto em funcionamento ou em ordem — a qual deve estimular-nos a considerar o ser humano como totalidade espiritual, emocional e física. Portanto, para que ocorra a cura, deve haver harmonia e equilíbrio entre os três fatores e a abordagem utilizada deve sempre levar em consideração os três aspectos. A cura holística tem de englobar as três áreas de atuação do homem: física, emocional e mental. Nenhuma abordagem unilateral é completamente eficiente, pois as três partes devem ser consideradas e harmonizadas.

Tema milenar na medicina (cuja origem remonta a Paracelso e que tem sido retomada por diversas filosofias médicas até os dias de hoje) é o conceito de que existe uma única enfermidade e uma única cura. Para uma maior compreensão desse conceito básico na doença, na saúde e nas causas fundamentais, em sua relação com a molécula de proteína, ver o Diagrama 6 na página seguinte, sobre saúde e doença.

Miasmas

As predisposições herdadas, conhecidas na homeopatia como miasmas, e os miasmas adquiridos em enfermidades infantis são as causas fundamentais de todas as doenças subseqüentes que acometem o corpo. A teoria dos miasmas explica por que parece haver tendências que sempre promovem determinadas fraquezas básicas e grupos de moléstias no corpo. Por exemplo, se uma pessoa apresenta o miasma respiratório da tuberculose, ele terá algum tipo de enfermidade no sistema respiratório com muito mais facilidade do que em outras partes do corpo, sendo sempre o primeiro a resfriar-se, o primeiro a ter bronquite ou o primeiro a contrair uma infecção pulmonar. Para obter mais esclarecimento a esse respeito e a respeito dos três miasmas raciais com relação à energia da célula nucléica e da atividade desordenada no corpo, ver o Diagrama 7, na página 47.

Diagrama 6

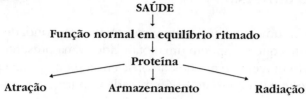

SAÚDE
↓
Função normal em equilíbrio ritmado
↓
Proteína
↙   ↓   ↘
Atração   Armazenamento   Radiação

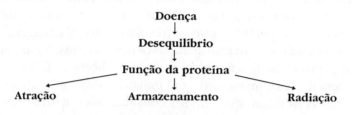

EXISTE APENAS UMA DOENÇA

Doença
↓
Desequilíbrio
↓
Função da proteína
↙   ↓   ↘
Atração   Armazenamento   Radiação

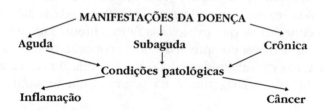

MANIFESTAÇÕES DA DOENÇA
↙   ↓   ↘
Aguda   Subaguda   Crônica
↓
Condições patológicas
↙   ↘
Inflamação   Câncer

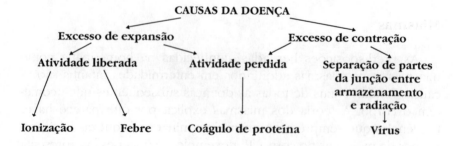

CAUSAS DA DOENÇA
↙   ↘
Excesso de expansão   Excesso de contração
↙   ↘   ↓   ↘
Atividade liberada   Atividade perdida   Separação de partes
                                          da junção entre
                                          armazenamento
                                          e radiação
↙   ↘   ↓   ↓
Ionização   Febre   Coágulo de proteína   Vírus

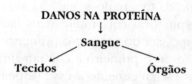

DANOS NA PROTEÍNA
↓
Sangue
↙   ↘
Tecidos   Órgãos

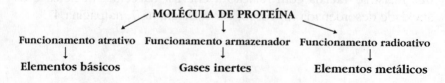

MOLÉCULA DE PROTEÍNA
↙   ↓   ↘
Funcionamento atrativo   Funcionamento armazenador   Funcionamento radioativo
↓   ↓   ↓
Elementos básicos   Gases inertes   Elementos metálicos

Diagrama 7

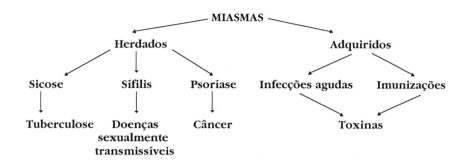

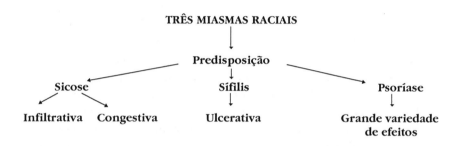

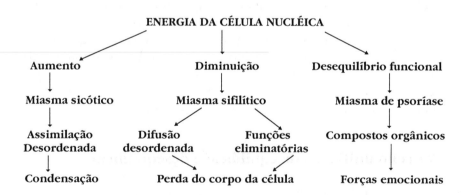

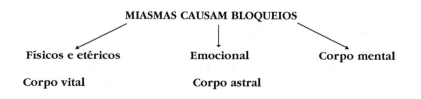

Karma

Karma é uma palavra antiga cujo significado é predisposição. O karma pode ser considerado um condicionamento prévio com o qual a pessoa nasce, colocando em jogo fatores hereditários que influenciam a natureza emocional. O reconhecimento desse elo pode ser útil para o entendimento da pessoa como um todo. Karma é simplesmente a causa e o efeito ao longo de um amplo período de tempo. Os miasmas são causados por enfermidades físicas, ao passo que as condições kármicas são formadas por fatores psicológicos e emocionais que provêm de determinadas experiências. Hoje já estamos bastante familiarizados com o fato de que as desordens emocionais afetam nosso bem-estar físico e podem provocar moléstias psicossomáticas. Se o karma for considerado dessa maneira, ele estará vinculado também às causas hereditárias do desequilíbrio, independentemente de o fator hereditário ter sido fisicamente herdado de nossos pais ou emocionalmente adquirido de experiências passadas. Há basicamente três tipos de karma, como mostra o Diagrama 8, na página seguinte.

Observe a última categoria do diagrama, que na verdade afirma que, qualquer que seja a causa fundamental de determinado desequilíbrio, seu comportamento, seus atos e sua maneira de viver determinam o equilíbrio entre saúde e doença. Nós não somos escravos de nenhuma predisposição ou problema. A forma como vivemos, aquilo que fazemos e a maneira como agimos é que irão transformar nossa desordem em ordem. Portanto, cuidado para não programar sua mente a aceitar qualquer problema existente como algo inevitável ou irreversível. Cada momento é novo e pode ser o começo de uma nova vida. Vistos dessa maneira, os milagres da cura e da regeneração podem ocorrer. O momento para agir é agora, pois qualquer adiamento complica ainda mais qualquer disfunção.

Conceito unificado de equilíbrio e desequilíbrio

Utilizando o conceito básico e unificado de equilíbrio e de desequilíbrio, o pendulista pode começar a usar o pêndulo de maneira nova e estimulante, considerando de maneira holística a pessoa como um todo, o que lhe trará harmonia e unidade. Isso invariavelmente irá refletir-se em todos os relacionamentos, promovendo a harmonia e a ordem em seu ambiente. Esse é o verdadeiro significado e a verdadeira razão da saúde: ela beneficia não apenas a própria pessoa, mas todos com quem mantém um relacionamento.

Diagrama 8

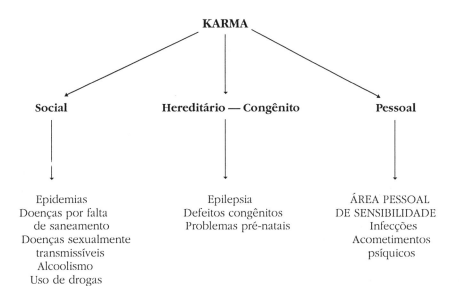

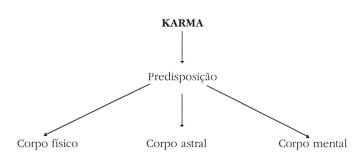

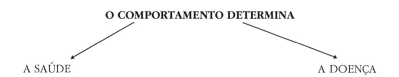

* * * * *

O uso dos Mapas de Anatomia

Se você desconfia da existência de algum tipo de problema, se está sentindo algum incômodo ou alguma dor, ou se descobriu, com o pêndulo, que há alguma coisa errada no corpo, você poderá usar um Mapa de Anatomia para localizar o problema. Dezoito Mapas de Anatomia são oferecidos juntamente com este curso. Eles podem ser guardados em pastas plásticas, assim como as Listas de Trabalho. Utilizando o Quadro de Determinação e uma prova primária e apontando em seguida um Mapa de Anatomia apropriado, você poderá localizar rapidamente qualquer registro negativo. Movendo o ponteiro ao longo do Mapa, você poderá verificar de onde provém o registro negativo e até onde estão afetadas as áreas circunjacentes. Áreas não afetadas oferecerão um registro positivo. Os números nos Mapas apresentam o nome de um órgão, de uma glândula ou de uma região do corpo com o qual você pode não estar familiarizado. Assim, você poderá usar esse nome como prova secundária para descobrir qual é o problema e o que deve ser feito. Os Mapas de Anatomia também são usados para a "irradiação", como será descrito mais adiante.

Para um conhecimento básico de anatomia, consulte um atlas de anatomia humana.

Iniciarei agora a explicação de cada uma das Listas de Trabalho, descritas detalhadamente nos dois capítulos subseqüentes. As Listas de Trabalho são oferecidas com este curso.

CAPÍTULO TRÊS

O TRABALHO COM O PÊNDULO

Lista de Trabalho nº 1

A Lista de Trabalho nº 1 é uma página de trabalho com perguntas e informações básicas. É o ponto de partida para seu trabalho; contém palavras-chave e outras informações úteis, as quais serão citadas inúmeras vezes. Essas informações conduzirão a outras páginas para obtenção de listas de informação mais detalhadas, a fim de completar a pesquisa segundo as suas necessidades. A lista nº 1 oferece informações básicas que devem ser consultadas como um primeiro passo, a fim de que sejam identificados quaisquer registros negativos em um sistema maior, em regiões ou em glândulas do corpo. A lista nº 1 também apresenta uma série de perguntas referentes ao próprio paciente, como, por exemplo, se o pendulista deve ou não trabalhar para ele; se haverá cooperação; qual a extensão de sua dor; a contagem sanguínea; se existe excesso ou ausência de atividade em seus sistemas, glândulas e funções, etc. Então os nomes das áreas afetadas poderão ser usados como provas secundárias, à medida que você for trabalhando nas outras Listas de Trabalho, para obter maiores informações e detalhes.

* * * * *

Lista de Trabalho nº 2

Para descobrir o nome de uma doença, "Cultura, Infecção, Veneno e Toxina" que possam ter feito um registro negativo na lista nº 1, vá para a Lista de Trabalho nº 2, que foi compilada da *The Family Medical Encyclopedia*. Essa lista oferece uma abordagem geral e específica para verificação de problemas diagnosticados ou descobertos. Maiores informações com relação a esses problemas também estão disponíveis em cada lista. A mesma informação pode ser usada juntamente com os Mapas de Anatomia para localizar as áreas afetadas.

* * * * *

Lista de Trabalho nº 3

É importante verificar as informações da lista nº 3. Essa lista refere-se à poluição ambiental (moléstias causadas por radiação e precipitação radioativa), e registra alguns dos principais componentes da fumaça poluente; substâncias metálicas nocivas (vestígios) e venenos que podem estar presentes nos alimentos, afetando seu corpo. Todos os dias, ouvimos falar de novas substâncias químicas perigosas em nosso ambiente. Nessa lista há espaço (assim como na maioria das outras listas) para você acrescentar palavras; registre quaisquer venenos, aos quais você desconfie estar exposto em casa ou no trabalho. Nessa mesma lista encontra-se uma relação completa de elementos minerais básicos para realização de uma análise da água e do solo, utilizando-se a linha de demarcação de 120 graus para o fator pH e verificando-se quais os elementos ausentes, quais estão presentes em pequenas quantidades, nos registros negativos, e quais estão presentes em grandes quantidades ou mesmo em excesso, nos registros positivos. É oferecida também uma relação dos principais produtos da fissão primária para o trabalho de detecção de radiação; uma relação de radioisótopos usados na medicina. Naturalmente, todos podem estar relacionados aos problemas encontrados no corpo da prova primária.

* * * * *

Como neutralizar agrotóxicos e aditivos contidos nos alimentos

É bastante simples descobrir, com o uso do pêndulo, que muitos alimentos não são saudáveis para nós! Inúmeros *sprays* químicos contêm pesticidas, substâncias metálicas e venenos e são muito usados na agricultura. Há também uma grande quantidade de aditivos, tais como nitratos e nitritos, que tornam nossos alimentos bastante diferentes de sua composição original. Até mesmo as sementes são borrifadas com esses *sprays* antes de serem comercializadas. Ingerimos todo esse veneno. Mas há algo que você pode fazer: água sanitária, sal marinho e bicarbonato de sódio foram testados em laboratório e mostraram-se eficazes na neutralização da radioatividade e na oxidação de algumas substâncias metálicas nocivas, aditivos, corantes de alimentos e substâncias químicas provenientes da poluição.[1] Sementes e alimentos podem receber um "banho de água sanitária" de 10 a 15 minutos. Acrescente meia colher de chá de água sanitária em cada galão de água utilizada. Outros alvejantes também podem ser usados, mas aparentemente não têm o mesmo efeito da água sanitária. (Na Europa use *Javelle Wasser* 7%). Depois desse banho de alvejante, lave o alimento em água corrente por 10 minutos para retirar o odor e em seguida limpe e guarde o alimento; você se surpreenderá ao descobrir que o alimento continuará fresco por muito mais tempo e não estragará com tanta rapidez quanto aquele sem tratamento.

Como já disse antes, utensílios de alumínio contaminam os alimentos com que entram em contato. Da mesma maneira, o papel de alumínio — o suposto milagre moderno — é extremamente prejudicial em contato com nossos alimentos. O pêndulo mostrará facilmente a presença de vestígios de alumínio em qualquer alimento que tenha sido embrulhado ou cozido com esse material perigoso, mesmo que por muito pouco tempo. O problema do alumínio deve-se à sua freqüência extremamente baixa; qualquer substância embrulhada em alumínio ou cozida nele tem uma queda de freqüência até o mesmo nível da freqüência do alumínio, que é (numericamente) um estado bastante negativo.

Procure identificar o alumínio também em seus cosméticos e produtos domésticos, especialmente nos desodorizantes (como já mencionamos antes). Não faça uso deles, pois você absorverá alumínio de um desodorante pelos poros da pele, fazendo, assim, com que a substância metálica entre em suas glândulas linfáticas. Da mesma maneira, morar por muito tempo em casas móveis e *trailers* de alumínio pode ser extremamente prejudicial. Mais adiante, saberemos o que podemos fazer para ajudar a eliminar de nossos corpos algumas dessas substâncias químicas e metálicas, tão comuns em nosso dia-a-dia. Diversas sugestões são oferecidas para que você as analise e depois verifique-as em suas provas, a fim de constatar se são apropriadas em seu caso específico.

* * * * *

Lista de Trabalho nº 4

Outra lista bastante útil é a nº 4, que apresenta formas e categorias diferentes de todos os alimentos em seu estado original. Essa lista é

---

1. Clark, Linda A. *Are You Radioactive? How to Protect Yourself.* Pyramid Books, 1974.

extremamente útil quando se desconfia de problemas alérgicos. Em primeiro lugar, verifique as categorias maiores, e, se obtiver uma leitura negativa, utilize a lista de todos os alimentos nessa categoria, a fim de encontrar aqueles que apresentam leituras negativas. Faça uma lista desses alimentos e faça verificações regulares. Algumas leituras poderão indicar apenas que determinado alimento não é necessário ao corpo naquele momento. Por exemplo, se você comeu ovos no desjejum, eles poderão apresentar uma leitura negativa, mostrando simplesmente que não seriam benéficos naquele momento.

Prosseguindo com a verificação (talvez em horários diferentes, durante aproximadamente uma semana), alguns desses alimentos apresentarão uma oscilação neutra, indicando que não são prejudiciais nem úteis a você naquele momento específico. Alguns alimentos, submetidos a uma verificação posterior, oferecerão leituras positivas, mostrando assim que você não é alérgico a eles. Se outros alimentos continuarem a apresentar leituras negativas, você poderá começar a desconfiar deles. Se parar de ingerir esses alimentos com leituras negativas por algum tempo, eles poderão apresentar leituras neutras ou até mesmo positivas posteriormente, mostrando que você tem uma baixa tolerância aos mesmos; coma menos desses alimentos para manter a saúde. Os alimentos que apresentam leituras negativas continuamente podem, por esse processo de eliminação, ser os prováveis causadores de reações alérgicas. Então, esses nomes (ou os próprios alimentos, se estiverem disponíveis) poderão ser checados em relação aos problemas alérgicos, a fim de verificar se são eles realmente os causadores da alergia. Determinados alimentos aos quais você tem uma baixa tolerância podem contribuir para seus sintomas, mas talvez não sejam em si mesmos a causa primária do problema. Nesse caso, evidentemente você deverá procurar em outra parte, talvez em seus cosméticos, nos produtos de limpeza ou em outros artigos em seu ambiente imediato.

* * * * *

Ouça o seu corpo

Gostaria de ressaltar o fato de que seu corpo está constantemente enviando sinais de suas necessidades, basta ouvi-los! A maior parte das pessoas diminui a sensibilidade de seu corpo comendo em demasia, ingerindo os alimentos errados (como o açúcar), tomando álcool ou drogas, não dormindo o suficiente, nem concedendo a seu organismo atenção suficiente e de muitas outras maneiras. A dor não é o único indicador de que algo está errado ou de que nosso corpo necessita de alguma coisa. Existem outras sensações, algumas bastante sutis, por meio das quais seu corpo procura dizer-lhe algo — se ao menos você prestasse atenção! Por exemplo, você poderá descobrir que todas as manhãs ou todas as noites, por volta de uma determinada hora, você se sente fisicamente exausto. Faça a si mesmo a seguinte pergunta: o que tenho feito: estou comendo ou não? O que falta a meu corpo? Que providência preciso tomar? Quando começar a ouvir suas respostas, quando começar a ouvir a si mesmo, pouco a pouco você poderá tornar-se cada vez mais consciente do que seu corpo está tentando lhe dizer, e é isso que realmente importa. Certamente, você já está familiarizado com sua capacidade de distinguir com facilidade aquilo que você quer comer ou não quando está enfermo, e você se guia por seus sentimentos para saber o que e quanto quer. Esse sentimento é seu corpo tentando transmitir-lhe suas necessidades. Se ouvir e ingerir o alimento correto na quantidade adequada, você estará auxiliando o processo de cura.

Quando começar a prestar atenção aos sinais de seu corpo (em caso de enfermidade ou não), você perceberá que eles podem lhe dizer muitas coisas: quando você está comendo demais; quando está querendo determinado alimento porque realmente precisa dele; de que quantidade de alimento você necessita e com que freqüência; quando você está cansado — e não exausto; quando precisa de exercícios ou ar puro; e assim por diante. Os abusos que você pratica contra seu corpo são os responsáveis pelo embotamento dessa capacidade inata, fazendo-o perder grande parte de sua sensibilidade. As crianças têm essa sensibilidade inata num grau muito maior do que os adultos, pois não embotaram seus sentidos nem sufocaram seus sentimentos mais íntimos com uma série de idéias a respeito das coisas. Portanto, tente tornar-se cada vez mais consciente do que o seu corpo está lhe dizendo, e siga as indicações que ele lhe oferecer. Isso revelará sua capacidade latente, que irá ajudá-lo imensamente a manter a saúde. Essa intuição será um instrumento de ajuda em períodos de doença, quando ela é mais necessária, e você poderá agir diretamente, fazendo o que for preciso. A mesma aptidão será muito útil quando você buscar em suas listas de remédios quais devem ser tomados, ou quais procedimentos devem ser seguidos para minorar seu desequilíbrio. Desse modo, você realmente poderá começar a melhorar as condições negativas e a transformar sua situação, para alcançar a saúde permanente.

* * * * *

Os dois lados do nosso ser

Em minha pesquisa mediúnica e em meu trabalho com os problemas físicos e psicológicos das pessoas, tornou-se evidente que o corpo reflete nossa maneira de viver sob dois aspectos gerais. O lado esquerdo do corpo representa e registra nossa natureza emocional, enquanto que o lado direito reflete nossa natureza mental. O lado direito é igualado ao princípio masculino e o lado esquerdo, ao feminino. Qualquer problema, qualquer atitude ou qualquer ação capaz de provocar um desequilíbrio entre esses dois lados de nossa natureza (quais sejam, o pensamento e o sentimento), irá manifestar-se como uma distorção básica ou como uma enfermidade em um dos lados. Se as decisões e atos de alguém tendem fortemente para um dos lados apenas, seja o do pensamento ou o do sentimento, esse lado do corpo terá alguma doença. Isso pode ser uma indicação proveitosa na detecção das causas primárias que produziram o desequilíbrio.

* * * * *

O princípio dos opostos

Trata-se de um princípio básico: a natureza é criada em pares de opostos interativos e relacionados. Às vezes, causas opostas extremas acarretam sintomas semelhantes, afetando as mesmas partes do corpo e provocando desequilíbrio, embora por motivos completamente diferentes. Por exemplo, um homem muito arrogante, uma garota extremamente tímida ou um ator com um medo profundo da platéia manifestam todos uma moléstia na garganta e na tireóide, conquanto as causas da doença possam variar tremendamente, devido a problemas emocionais bastante diferentes.

* * * * *

Correlação entre ação e emoção e as doenças

O que quer que esteja acontecendo em sua vida, tudo o que você estiver fazendo, pensando e sentindo afetará diretamente uma região específica do corpo, podendo causar doenças. É fascinante a análise dos motivos pelos quais uma pessoa contrai determinada moléstia e não outra, como conseqüência daquilo que está acontecendo em sua vida. Quando a causa é descoberta — através de qualquer método psicológico, intuitivo, mediúnico, meditativo ou prático utilizado por você — ela se torna a principal pista para ajudar a restaurar a saúde.

Às vezes, basta ouvir as expressões ou clichês usados por uma pessoa para introduzi-lo diretamente no "coração da questão" — por si só um clichê interessante.

Eis aqui algumas expressões comumente usadas que contêm referências diretas a partes do corpo. Aquele que usar esses clichês freqüentemente está expressando alguma perplexidade íntima.

"Não sei como eu": vou ter cara para enfrentar isso
vou ter estômago para isso
vou pôr mãos à obra
vou me agüentar nas pernas
vou ter fôlego para isso
vou me virar
vou engolir isso
vou suportar esse peso nos ombros
vou ficar esperando sentado
vou me dar ao trabalho de pensar nisso.

Ele: é um pé no saco
está de cabeça virada
caiu de cabeça
está tirando o corpo fora.

Ela: está de cabeça quente
simplesmente perdeu a cabeça.

Ela torceu o nariz.

Eu: tive que dar o braço a torcer
quase morri
fiquei engasgado.

Eu: preciso fazer a sua cabeça
meti o nariz onde não fui chamado.

Aquilo me virou o estômago.

Estou com o coração apertado.

Está além de minhas forças.

Vou pensar nisso depois.

Naturalmente, há muitas outras expressões que indicam o estado de espírito de uma pessoa; esteja certo de que você conhece várias delas. Será interessante tomar consciência de suas expressões favoritas. Para obter maiores informações sobre esse tema fascinante, leia *Some Unrecognized Factors in Medicine*.

Correlações psicossomáticas

É igualmente interessante observar que, em alguns casos, a doença é visível aos olhos de todos; está fora do corpo, como uma erupção, uma inchação ou um membro quebrado; em outros casos, está oculta, no interior do corpo, recôndita, secreta e reprimida. Logo, você descobrirá suas analogias para aqueles que exibem a própria doença como um troféu e obtêm tantos lucros psicológicos quanto possível. Podem agir assim pelos mais variados motivos, como, por exemplo, o desejo de atenção, a necessidade de uma desculpa para algo que consideram uma espécie de fracasso ou devido a um sentimento de competição, etc. Freqüentemente as pessoas sentem necessidade de se agarrar a suas moléstias como se fossem uma bengala, e têm medo de abandoná-las.

Doenças infantis

Vez por outra, essas razões são evidentes nas crianças, que podem demonstrar um ciúme imaturo, o medo de não conseguirem fazer algo que é esperado delas ou simplesmente timidez, o que torna difícil para elas atuar num mundo em crise, com outras crianças mais agressivas. O método lamentável e ilógico de ensinar as crianças comparando-as constantemente com outras as deixa bastante tensas. Esta é a causa básica de muitas doenças infantis em nossa sociedade estimulada pelo medo. Se ao menos pais e mestres reconhecessem o que estão fazendo com as crianças, com sua educação e criação perigosas, competitivas e traumatizantes! O medo é sempre nocivo, e manifesta-se na forma de incapacidade física (que em geral afeta o sistema urinário), ou comportamento neurótico.

CAPÍTULO QUATRO

A CURA COM O PÊNDULO

Como avaliar suas descobertas

Agora, você está pronto para tomar atitudes positivas para aliviar as condições negativas que encontrou. De modo geral, há dois tipos basicamente diferentes de situações negativas com que você irá deparar ao fazer pesquisas com o pêndulo. O primeiro tipo relaciona-se com substâncias prejudiciais e indesejáveis presentes no corpo, tais como toxinas ou venenos; infecções, vírus, parasitas e vermes; resíduos de microorganismos causadores de determinada doença, inoculações, medicamentos e drogas; aditivos alimentares, pesticidas e substâncias metálicas; ou os efeitos da precipitação radiativa, queimaduras com raios X ou poluição. O segundo tipo de situação negativa envolve predisposições, kármicas ou miasmáticas; excesso ou falta de atividade das glândulas, funções, sistemas; e doenças crônicas, cujas causas são difíceis de descobrir.

Em primeiro lugar, você deve eliminar as toxinas indesejáveis do corpo, a fim de libertá-lo dos efeitos destas e de dar ao corpo a oportunidade de recuperar-se e harmonizar-se. Essa é a etapa primordial na recuperação da saúde, tão importante quanto o preparo do solo antes do plantio da semente. Exerce exatamente o mesmo efeito, pois será muito mais fácil recuperar a saúde (e muito mais difícil a doença abater-se novamente sobre o corpo) se o corpo estiver purificado e isento de substâncias estranhas.

Ao iniciar a busca de formas e meios, você descobrirá que cada tipo de situação negativa exige remédios diferentes e cores diferentes. Primeiramente tente eliminar todos os elementos indesejáveis no organismo e depois reenergize, reconstrua, alimente e restaure o equilíbrio para o segundo tipo de situação negativa nas regiões afetadas. Depois de eliminar as substâncias negativas do corpo, você descobrirá que as situações negativas irão separar-se por grupos, e cada um deles necessitará de tratamentos específicos e semelhantes, portanto, sua tarefa irá se tornando mais clara à medida que você for trabalhando na solução.

* * * * *

A saúde e o pêndulo

Você pode usar seus conhecimentos sobre o pêndulo de três maneiras: em primeiro lugar, para manter a saúde; em segundo, para eliminar do corpo materiais indesejáveis, e em terceiro, para transformar as causas fundamentais de desequilíbrio em equilíbrio. Uma forma de manter a saúde consiste em verificar de quais vitaminas e sais minerais você realmente tem necessidade diariamente. Talvez as vitaminas e os sais minerais em sua alimentação não sejam em quantidade suficiente, ou talvez você esteja se alimentando mal. Isto não significa apenas desperdício de dinheiro, mas obriga o corpo a eliminar todo excesso. Como o pêndulo pode lhe revelar qual é o seu estado de saúde, não é necessário contar com aquilo que outra pessoa lhe diz ou aquilo que você ler. Ninguém pode saber exatamente quais são suas necessidades particulares, qual é o seu fator de tolerância, ou com que eficiência seu corpo aproveita os alimentos. Tudo isso depende de muitos fatores que influenciam sua estrutura bioquímica, como, por exemplo, a idade, o sexo, o consumo de álcool, de fumo, de drogas ou de remédios, o uso de contraceptivos, a vida em ambientes altamente poluídos, etc.

O pêndulo pode lhe revelar, a qualquer momento, quais as suas necessidades. Se você tiver alguma vitamina em casa, poderá verificá-la facilmente, segurando-a a fim de constatar se precisa dela e se ela é adequada para você.

* * * * *

Lista de Trabalho nº 5: primeiro uso

Para um trabalho mais completo e para conhecer mais especificamente suas necessidades particulares, uma lista completa de todas as vitaminas, suplementos e minerais é bastante útil. Você pode consultar a lista nº 5 e definir quais são suas reais necessidades, utilizando apenas sua prova primária no Quadro de Determinação. Uma leitura negativa em qualquer item indica deficiência. Faça uma prova secundária desse item e então use a lista de unidades numéricas na mesma página, para definir a quantidade exata de que você necessita diariamente, e com que freqüência deverá tomar a vitamina.

Se houver uma multivitamina adequada para você, que esteja tomando e que queira continuar usando, coloque-a em sua prova primária (no círculo da prova) e percorra novamente a lista, a fim de verificar o que mais está lhe faltando. Se você tiver necessidade de outro item, coloque-o também no círculo de prova; continue assim, usando substâncias reais ou seus nomes como provas secundárias. Você poderá seguir em frente verificando se precisa de mais alguma coisa, utilizando esse método cumulativo de detecção. Desse modo, você poderá descobrir exatamente quais são suas necessidades, com que freqüência deverá tomar as vitaminas e como dividir a dosagem ao longo do dia.

Se estiver se sentindo adoentado um dia e se quiser complementar sua alimentação, verifique nessa mesma lista o que você pode fazer para proporcionar a si mesmo aquilo de que necessita. Dessa vez, faça uma prova secundária especificando a doença ou os sintomas, para que você possa determinar quais são as outras necessidades, além da dose diária usual. Por exemplo, se sentir que está se resfriando, você poderá descobrir que dosagem adicional de vitamina C deve ser ingerida para resolver o problema.

* * * * *

O uso da Lista de Medicamentos
Lista de Trabalho nº 5: outros usos

Você acabou de aprender o primeiro e mais simples modo de usar a lista de medicamentos. A Lista de Trabalho nº 5 traz uma relação de medicamentos geral, contendo nomes de substâncias que podem ser usadas e que provavelmente você tem em casa. Pouco a pouco, você acrescentará os seus medicamentos favoritos ao usar essa lista. Existe também uma relação completa de extratos glandulares, bem como algumas porções, aplicações, lâmpadas de aquecimento e assim por diante. Relações de quantidades numéricas em categorias convenientes são encontradas em todas as listas de medicamentos, e você também poderá verificar quantas vezes deve realizar ou ministrar um tratamento, e a duração de cada um deles. Alguns dos itens dessa lista são usados com fins específicos, como nos primeiros socorros; por exemplo, você pode usar nata para lavar os olhos com uma substância estranha, e o leite é usado em erupções, queimaduras, depois do contato com arbustos venenosos ou em qualquer prurido. Uma colher de chá de mel e uma de vinagre de maçã em um pouco de água morna (remédio conhecido na medicina popular) é excelente para estabilizar o equilíbrio ácido-básico. Esse remédio também é usado para aliviar a dor da artrite e para melhorar uma indisposição estomacal.

Há também uma lista de banhos que devem ser tomados pelas razões mais variadas. Se houver substâncias metálicas, pesticidas, venenos, radiação ou queimaduras por raios X em seu organismo, os banhos serão extremamente úteis. Um "banho de água sanitária" neutralizará parte dos efeitos de pesticidas, de substâncias metálicas e de toxinas. Em geral, uma xícara de água sanitária em uma banheira de água óxida elimina parte desses resíduos, se você permanecer imerso de 10 a 20 minutos (mesmo procedimento para os alimentos); peça a seu pêndulo um remédio específico. 500 gramas de sal marinho e 500 gramas de bicarbonato de sódio em uma banheira de água neutralizam a elevada acidez proveniente da radiação e de queimaduras por raios X. O sal de Epsom é igualmente eficaz para venenos e toxinas. Muitas pessoas usam esses banhos alternadamente, para manter a saúde no ambiente poluído em que vivemos. Banhos com vinagre, ervas e minerais também eliminam as toxinas e as substâncias nocivas do corpo. Em casos de radiação ou de precipitação radioativa extrema, uma mistura de um quarto de água com uma colher de chá de bicarbonato de sódio e outra de sal marinho pode ser ingerida para neutralizar os efeitos de moléstias provocadas por radiação; você também pode tomar três pastilhas de lactato de cálcio com cada copo. Cremor de Tártaro é igualmente eficiente nesse caso, assim como chá de tomilho. Sempre que necessitar de algum remédio, o pêndulo lhe dará as informações específicas: em que quantidade, por quanto tempo e com que freqüência o medicamento deverá ser tomado.

As palavras *ervas* e *homeopático* são encontradas nas listas gerais de medicamentos, indicando a necessidade ou não de consultar uma dessas categorias; em caso positivo, há uma lista de várias páginas para as duas palavras.

* * * * *

Lista de Trabalho nº 6

Essa lista de ervas medicinais tem mais de 500 nomes de ervas, retiradas do *The Herb Book*[1]. Assim como nesse livro, as ervas são listadas numérica e alfabeticamente, de modo que determinado nome

---

1. Essa lista foi substituída, com o consentimento da autora, por outra de plantas brasileiras.

pode ser localizado facilmente. Procurando um sintoma ou determinada erva no livro, ou fazendo uso daquilo que você pode ter lido ou ouvido a respeito do valor de uma erva, torna-se fácil a verificação. Em geral, diversas ervas são recomendadas para determinado problema; você pode descobrir qual é a melhor escolhendo aquela que oferecer a leitura mais positiva. Verifique sua eficácia no tratamento do problema e descubra se outra erva deve ser acrescentada à primeira. Experimente uma medicação única ou uma combinação que lhe proporcione uma leitura de 360 graus, o que indica uma eficácia de 100%. Pergunte sempre se você deve combinar remédios, porquanto vez por outra a combinação pode ser um erro capaz de provocar a perda da eficiência. Se uma erva oferecer uma leitura positiva mais baixa para o problema que você está tentando solucionar, busque outra erva, pois, quanto maior a leitura, mais eficaz será a erva. Em seguida, veja se consegue combiná-la com outro tratamento. Esse método lhe dirá se esses medicamentos obterão sucesso e até que ponto. O *The Herb Book* também explica todas as maneiras de usar as ervas; essa informação também é encontrada nos temas específicos, no final dessa lista.

* * * * *

Lista de Trabalho nº 7

Essa lista de remédios homeopáticos é bastante longa porque foi compilada de *Homeopathic Materia Medica*, manual de homeopatia. Pode ser usada da mesma maneira que *The Herb Book*, consultando-se os sintomas ou as modalidades. No final dessa lista, para os que não estiverem familiarizados com esse tipo de tratamento, há listas de remédios homeopáticos prontos, incluindo os doze sais teciduais — ou sais celulares, como são comumente chamados. Esses sais celulares são uma boa introdução para esse tema em geral, pois proporcionam energia ao organismo; isto é, fortalecem as células do corpo. Em praticamente todas as lojas de produtos naturais nos Estados Unidos há um folheto de nome *The Biochemic Handbook*, que explica a teoria e a prática da medicina homeopática e o uso recomendado desses sais teciduais.

Eu gostaria de esclarecer aqui que, se forem encontrados resquícios de uma infecção por inoculação ou cultura ainda presente no organismo, verifique se o medicamento Thuja Occidentalis pode ser apropriado a esse caso; ele é considerado excelente, pelos homeopatas, para a purificação de resquícios de inoculação do corpo.

Antes de fazer uso de remédios homeopáticos, aprenda mais sobre eles e sobre a teoria que está por trás deles. O simples fato de que esses remédios são vendidos sem receita e de que parecem inofensivos não significa que seu uso deva ser indiscriminado.

* * * * *

Cura pela cor

Sem luz não haveria vida. Sem cor não há saúde. Tanto a luz como a cor são absorvidas continuamente pelo corpo. O branco contém todas as cores, ao passo que o preto é a ausência da cor. Se o seu ambiente for repleto de cores brilhantes e luminosas, seu nível de energia será elevado, ao passo que, se ele for escuro, sombrio ou lúgubre, seu nível de energia será menor. Lembre-se disso quando escolher suas roupas, escolher o interior de seu carro ou pintar sua casa, pois somos extremamente influenciados por tudo aquilo com que entramos em contato.

Você pode proporcionar a si mesmo um tratamento de estimulação neurológica pela cor, olhando através da parte plana de um bom prisma triangular, o qual refletirá as refrações puras necessárias da luz, diretamente através de seus olhos, em seu sistema nervoso. Você deve estar ao ar livre (de preferência à luz do sol) quando olhar através de um prisma. Não olhe através de vidros de janelas e retire os óculos ou lentes de contato. A principal finalidade é absorver os raios de sol refratados diretamente através do prisma. Não olhe diretamente para o sol, é claro, mas apenas para objetos ao sol. Você verá todos eles envolvidos por uma aura de cores do arco-íris. É a absorção dessas cores pelos neurônios do cérebro que exerce um efeito terapêutico sobre o sistema nervoso total. Passados aproximadamente cinco minutos, as cores parecerão mais brilhantes e você verá algumas cores que talvez antes não havia percebido. Olhar através de um prisma não beneficia apenas o daltonismo e todos os problemas oculares, mas proporciona um tratamento energético imediato. Se puder verificar sua energia física (a partir de seu ponto reflexo no polegar, ou da lista nº 1) antes e depois de olhar através de um prisma, você fará uma leitura melhor.[1]

Da mesma maneira, a visualização, a meditação com uma cor necessária, bem como o ato de contemplá-la diretamente, vestir roupas, ingerir alimentos e ter essa cor em seu ambiente melhorará

---

1. Um prisma da melhor qualidade pode ser encontrado em Edmunds Scientific Co., 7877 Edscorp Blvd., Barrington, NJ 08007.

grandemente sua saúde e vitalidade. Você também pode fazer o tratamento em determinadas regiões do corpo, com a visualização de cores irradiadas nessa região para aliviar o problema. A cor também pode ser projetada fisicamente, utilizando-se um refletor com lentes coloridas.

Experiências recentes provaram que a cor exerce um efeito definido sobre pessoas propensas a ter um comportamento violento. Resultados positivos foram imediatamente obtidos com o método de teste muscular para liberação de tensão. Pediu-se a prisioneiros que contemplassem grandes cartolinas coloridas, ou que pintassem salas e celas de determinadas cores, e seus padrões de comportamento sofreram um efeito benéfico.

Por essas razões, é importante conhecer o potencial e a qualidade de cada cor, para que se possa trabalhar com elas de maneira criteriosa, pois algumas cores produzem efeitos exatamente contrários. No passado, foram feitas afirmações contraditórias com referência às cores; por esse motivo, realizei uma investigação mediúnica minuciosa desse tema, e apresento aqui alguns dos resultados encontrados por mim. Não peço a ninguém para aceitar minhas conclusões sem questioná-las; use seu pêndulo para perceber qual a cor apropriada em cada caso, assim você não precisará contar com outra pessoa. Sei que a cor apresenta um potencial de cura muito grande. Sempre procuro em primeiro lugar a cor apropriada para usá-la, pois esse é o mais poderoso de todos os remédios. O som, intimamente relacionado com a cor, também constitui uma fonte de energia de cura excelente, mas não será analisado aqui, por não estar disponível para a maioria das pessoas.

* * * * *

Lista de Trabalho nº 8

Apresentarei agora as três cores primárias, as três cores secundárias e as seis cores intermediárias, segundo a definição da arte. Não serão necessários nomes descritivos fantasiosos; um círculo de cores de uma loja de artigos de arte lhe revelará os tons aproximados.

As cores primárias são aquelas de onde se originam todas as outras cores. Uma cor secundária é uma mistura igual de duas cores primárias, e uma cor intermediária é uma mistura igual de uma cor primária e de uma cor secundária.

As cores primárias harmonizam a atividade energética e sempre devem ser usadas em primeiro lugar no tratamento da causa da doença e na recuperação do equilíbrio. As cores secundárias ajudam no processo de cura e no equilíbrio. As cores intermediárias melhoram e complementam o tratamento. Observe que essas três etapas na utilização da cor reafirmam novamente os três aspectos da ordem examinada anteriormente. A regra geral é usar cores primárias puras em primeiro lugar, no tratamento de situações extremas, e depois passar para os tons secundários e intermediários para concluir a harmonização — em outras palavras, trabalhar a partir de leituras negativas até 360 graus, ou equilíbrio total, livre de qualquer distorção energética.

Amarelo

A força vital (ou prana, como é chamada nas culturas orientais) entra no corpo etérico por meio dos chakras ou centros energéticos, onde é então distribuída para todo o corpo físico pelo sistema endócrino. O amarelo puro tem uma qualidade masculina-feminina. O amarelo é a força vital, proveniente do sol. É anti-séptico e destrói toda substância indesejável ou resíduo presente no corpo. Funciona por meio de cada célula, reenergizando e, assim, beneficiando todas as atividades celulares. Uso o amarelo para situações de exaustão, em enfermidades e para a depressão de causa física. Uso o amarelo sempre que a energia está baixa e é necessário um incremento. Para maiores detalhes sobre essa e todas as cores apresentadas aqui, leia a descrição de cada uma delas na Lista de Trabalho nº 8.

Vermelho

O vermelho é uma cor positiva, que estimula e eleva o estado geral do corpo a níveis normais. Uso o vermelho quando há ausência de atividade e qualquer deficiência ou escassez.

Azul

O azul é uma cor negativa que produz uma redução nas condições gerais do corpo até a normalidade. Uso o azul para o excesso de atividade, para a febre, o câncer e qualquer excesso ou aumento.

Violeta

O violeta, uma combinação de vermelho e azul, é uma exceção à regra de que uma cor primária deve ser usada em primeiro lugar. Sua ação mais vigorosa ocorre no corpo etérico. Uso o violeta em primeiro lugar para restaurar o equilíbrio, em situações extremas como o estado de choque ou em casos de saída do corpo. Aplica-se apenas a emergências e deve ser usado posteriormente em sua forma mais branda, o lilás. Depois de usar o violeta, sanada a emergência, use o vermelho, o azul ou o amarelo. Atenção quando usar o violeta; ele deve ser aplicado sempre que houver uma grande necessidade de harmonizar os aspectos físicos, emocionais e mentais do paciente.

Verde

O verde, uma combinação de amarelo e azul, tem o poder de estimular a capacidade que o corpo tem de curar a si mesmo. Uso o verde para estimular o crescimento das células e estimular toda atividade de cura. Talvez por isso a natureza seja tão abundante quando se trata da cor verde; ele tem o potencial tranqüilizador de revelar as tendências naturais à ordem, ao equilíbrio e à saúde.

Laranja

O laranja, uma combinação de amarelo e vermelho, ajuda na assimilação de todos os elementos que atuam ou entram no corpo. Uso o laranja para auxiliar a digestão, a eliminação e as alterações funcionais, bem como para maximizar o efeito de outros remédios usados.

As qualidades potenciais das cores intermediárias são combinações das cores primárias e secundárias e ajudam a completar o tratamento, aprimorando o que já foi feito.

Branco

O branco sempre pode ser usado, e é a mais eficaz das cores. Uso o branco juntamente com a luz no tratamento dos centros energéticos do corpo (os chakras). Esse tema será analisado mais adiante.

As doze cores e seus números (1 a 12) são apresentados na Lista de Trabalho nº 1.

CAPÍTULO CINCO

A ARTE DO PÊNDULO

Transmissão

Abordaremos agora a arte e a ciência misteriosas da transmissão radiestésica. Ainda não é possível explicar esse fenômeno cientificamente; contudo, é possível realizar uma transmissão e deixar que os resultados falem por si mesmos. Talvez sua maneira de atuar não esteja clara, mas isso não altera os resultados benéficos que são obtidos e atestados pela experiência empírica.

Uma transmissão utiliza propriedades físicas concretas e irradia a essência de uma cor e um tratamento para a prova primária: você mesmo ou outra pessoa. A distância não é obstáculo. A transmissão afeta o corpo etérico e o campo de energia vital do indivíduo. Então, ela entra no corpo físico da mesma maneira que todas as formas de luz, cor e energia vital. Para outras leituras referentes ao corpo etérico, consulte *The Etheric Body of Man,** escrito por Phoebe Bendit, clarividente, e seu marido Lawrence Bendit, M.D., especialista em psiquiatria. Eles também são os autores de um livro citado anteriormente, *Some Unrecognized Factors in Medicine.*

A transmissão forma um dos meios mais eficazes e estimulantes de restauração do equilíbrio do corpo, influenciando não apenas o nível físico, mas também os níveis mental e emocional. Uma transmissão pode promover a recuperação do equilíbrio de uma maneira inatingível para outros métodos. O único método por mim encontrado, além desse, capaz de obter resultados tão espetaculares é a cura espiritual, que pode produzir curas milagrosas ou instantâneas.

---

* *O Corpo Etérico do Homem,* publicado pela Editora Pensamento, São Paulo, 1979.

Uma transmissão precisa ser cuidadosamente preparada, a fim de que todos os componentes trabalhem juntos. Ela deve ser realizada em perfeita harmonia, para que seja eficaz e promova a ordem no beneficiário. Como a transmissão é um instrumento extremamente eficaz, ela deve ser utilizada com profundo respeito. O relato abaixo descreve como ela está sendo usada atualmente nos Estados Unidos.

Um dos primeiros pontos que devem ser analisados em uma transmissão é se você deve ou não fazê-la. Você pode levar a cabo uma transmissão para um problema específico ou como um estímulo geral para a energia. Use suas provas e atente para seus atos quanto a resolver um problema, e então simplesmente aponte o pêndulo para a palavra "Transmissão" em sua Lista de Trabalho nº 1. Se obtiver uma resposta positiva, use a prova fornecida, dizendo "Transmissão" ou (como explicarei mais adiante), "Transmissão da Luz Branca". Coloque-a no círculo de prova, no alto da prova primária, com o nome do problema específico que você deseja trabalhar. Então, poderá verificar e determinar como fazer uma transmissão para esse problema específico.

Pegue uma folha de papel e faça uma tabela de transmissão semelhante à tabela reproduzida na página seguinte, o Diagrama 9.

Como preparar uma tabela de transmissão

Coloque o nome da pessoa, a data e o problema no alto e preencha as informações à medida que for avançando. Como existem muitos fatores envolvidos e não é fácil lembrar-se de todos eles, simplesmente por uma questão de conveniência, anote tudo o que for descobrindo. As informações da tabela de transmissão podem ser usadas como todas as suas outras listas e diagramas: podem ser colocadas em um papel preto, a fim de verificar novamente o problema, se é necessário repetir o processo com exatidão ou modificar parte dele. Coloque a leitura do nível negativo, que indica cada hora, ao lado do nome do problema do paciente. Isso é feito para que você possa verificar as mudanças depois da transmissão.

Que cor deve ser usada

Sua próxima decisão refere-se à cor que deve ser usada. Em primeiro lugar, verifique as cores primárias relacionadas na lista nº 8 ou nº 1, e veja qual é apropriada. Em transmissões de acompanhamento

Diagrama 9

TABELA DE TRANSMISSÃO

Nome da Prova

DATA DA TRANSMISSÃO:								
PROBLEMA								
COR Nº								
LUZ								
TRANSMISSÃO DA LUZ BRANCA								
REMÉDIO E QUANTIDADE								
MAPA DE ANATOMIA Nº								
TEMPO DE DURAÇÃO								
REPETIÇÃO DA TRANSMISSÃO								
OUTROS TRATAMENTOS: ORAL, BANHOS, ETC.								

posteriores, você perceberá a necessidade de mudar primeiro para uma cor secundária e depois para uma cor intermediária, a fim de completar o ciclo do processo de cura (como já discutimos antes). Coloque o número da cor em sua tabela.

Que remédio deve ser usado

Agora, você poderá perguntar se deve usar algum remédio e, nesse caso, descubra qual é o melhor disponível, através do método apresentado anteriormente. Pode ser o mesmo remédio encontrado antes, ou mesmo algo mais forte, em geral algum remédio que não possa ser tomado oralmente. Este poderá ser substituído em transmissões futuras por algo mais suave, com freqüência concomitante à modificação das cores, ou pode ser tomado em doses menores. Depois de descobrir o remédio melhor e mais adequado, faça uma prova secundária dele e determine a quantidade a ser usada na transmissão. Inclua também essa informação em sua tabela de transmissão.

Que Mapa de Anatomia deve ser usado

Em seguida, você precisará descobrir qual é o melhor Mapa de Anatomia a ser usado. Verifique os nomes relacionados na Lista de Trabalho nº 1 e escolha o que apresentar uma leitura positiva mais alta. Se houver necessidade de enviar uma transmissão para uma região específica do corpo, será fácil escolher nos Mapas; contudo, para enviar a um sistema ou função, consulte as tabelas de veias ou artérias para um tratamento mais geral. Depois de escolher o Mapa de Anatomia mais apropriado da mesma maneira e selecionar o que oferecer a leitura mais alta para o problema em questão, coloque seu número na tabela de transmissão. Em seguida, colocando o pêndulo sobre as provas, percorra esse Mapa de Anatomia com o ponteiro e localize o local exato que exige a cura; coloque igualmente esse número ou nome em sua tabela de transmissão. Caso se trate de uma região específica do corpo, será fácil localizá-la. Caso se trate de um tipo de transmissão mais geral, os mapas de artérias, veias ou do sistema digestivo poderão ser usados, por exemplo, para enviar a energia de cura através do coração, do plexo solar ou do estômago.

Como já foi dito antes, você deve obter uma prova de uma gota de sangue da pessoa a quem estiver fazendo a transmissão. A gota de sangue assegurará a transmissão da energia de cura não apenas para a pessoa em questão, mas especificamente para a área ou região correspondente do corpo dela. Portanto, ela irá exatamente aonde deve ir e a nenhum outro lugar.

Qual deve ser a duração da transmissão

O fator seguinte a ser considerado é a duração da transmissão. Usando a série de números na Lista de Trabalho nº 1 ou em qualquer das listas de remédios, você poderá descobrir quantos minutos serão necessários para determinada transmissão. O pêndulo lhe dirá exatamente qual deve ser o tempo de duração. Por exemplo, experimente apontar o pêndulo para dez minutos; se a resposta for sim, experimente sessenta minutos, e, se obtiver um não, tente trinta minutos. Se obtiver novamente um sim, aumente o número; se obtiver um não, abaixe novamente o número; prossiga nessa verificação até encontrar o tempo exato. O tempo é fundamental porque uma transmissão demasiado longa teria o efeito de uma dose excessiva. Coloque também essa informação em sua tabela de transmissão.

Repetindo a transmissão

A última informação a ser verificada é se a transmissão deve ser ou não repetida no mesmo dia. Se a resposta for negativa, você poderá verificar os resultados e o estado do paciente no dia seguinte, examinando a tabela de transmissão do dia anterior. Verifique se alguma transmissão deve ser repetida com precisão ou se é indicada uma mudança em algum dos componentes. Uma tabela preenchida cuidadosamente torna muito mais fácil o controle de um problema daí por diante. Se nenhuma mudança for indicada, não haverá necessidade de repetir todo o procedimento. Agora você poderá perceber como é fácil esquecer-se de algum detalhe. É fundamental ser um pendulista responsável e para isso é preciso manter um registro meticuloso.

Algumas transmissões mostram-se tão eficientes na primeira vez, que os componentes mudarão para a segunda e terceira fases depois de uma única transmissão de cada. Conseqüentemente, serão necessárias só três transmissões para que se obtenha o resultado desejado. Contudo, é mais provável que cada uma delas tenha de ser repetida (dependendo da gravidade da situação) antes que seja indicada uma mudança. O remédio poderá ser mantido por um período mais longo ou possivelmente durante toda a série. Verificando a leitura do problema com o qual está trabalhando diariamente, você observará a intensidade da mudança. Os efeitos de uma transmissão levam algum tempo para ser assimilados pelo corpo físico e para afetá-lo, portanto, você não deve esperar uma leitura correta imediatamente depois de realizá-la. Todavia, freqüentemente a febre baixa ou a dor diminui ou desaparece por completo durante ou depois de uma transmissão, indicando assim que você está no caminho certo.

Agora, você poderá verificar o remédio, deixando todas as informações da transmissão no círculo de prova (coloque-o sobre uma superfície preta ou use o nome) e se ele deve ser usado oralmente ou por alguma outra via, como, por exemplo, por meio de uma aplicação ou em um banho. Tome nota também dessa informação em sua tabela de transmissão.

* * * * *

Como enviar uma transmissão

Agora você está pronto para realizar uma verdadeira transmissão. Em primeiro lugar, coloque o Mapa de Anatomia escolhido sobre uma mesa de material neutro, como madeira, vidro ou plástico, com a parte superior do Mapa voltado para o norte. Em seguida, coloque a prova de gota de sangue no Mapa de Anatomia, na posição exata escolhida. (Você perceberá, ao realizar uma transmissão, a conveniência de verificar a tabela de transmissão que acabou de criar.) Depois, você precisará da cor escolhida. Eu uso lâminas de vidro Cathedral de 10,16 cm²; tenho duas de cada cor que são usadas em uma transmissão. Você pode colocar uma cor primária e outra secundária juntas para formar uma cor intermediária. Será necessário usar o disco de cores como guia e ir a uma loja de vidros para encontrar as cores de que necessitar. O vidro apresenta uma polaridade que deve ser alinhada com o campo magnético norte-sul da Terra. Você pode determinar essa polaridade na lâmina de vidro, colocando-a sobre a mesa e posicionando o pêndulo sobre ela. Uma resposta afirmativa indicará que ela está adequadamente alinhada com a linha norte-sul. A rotação indicará uma leitura negativa, a rotação dupla, uma leitura positiva, e a rotação tripla, novamente uma leitura negativa. Com a oscilação positiva, você poderá estabelecer facilmente qual o trajeto da polaridade, de uma extremidade à outra, oposta. Essa é a maneira correta de colocá-la no ponto de sangue. Aconselha-se guardar o vidro de maneira que não seja necessário verificar sua polaridade todas as vezes; isso pode ser obtido colocando-se todas as lâminas de vidro horizontalmente, voltadas para a mesma direção ou verticalmente, também voltadas para a mesma direção.

Em seguida, coloque um vidro ou frasco com cerca de 230 g sobre a lâmina colorida, contendo a quantidade necessária do medicamento definido como necessário por você e deposite um fragmento de vidro comum, de 10,16 cm², no alto do recipiente do remédio. Sobre este, coloque um recipiente de vidro de tamanho semelhante, quase totalmente cheio de água destilada. Eu uso água destilada para evitar qualquer excesso de substâncias minerais; contudo, se não puder ser encontrada, não há problema; ela não é obrigatória, podendo ser substituída por outro tipo de água, tão pura ou filtrada quanto possível. A água irradia energia. Seus efeitos benéficos são sentidos sempre que você está perto de um oceano, lago ou rio. A água ajuda a irradiar energia da transmissão para o indivíduo receptor. Em seguida, coloque a lâmina de vidro na cor correspondente no alto do recipiente de água.

O último objeto necessário é um grande ímã em forma de ferradura. Eu uso um ímã de 459 g e 25 quilos de tração. Um ímã de aproximadamente 287 ou 344 g provavelmente exercerá o mesmo efeito. Encontre o pólo positivo com uma oscilação positiva sobre uma das extremidades; a outra extremidade terá uma oscilação negativa. Posicione a extremidade positiva para o norte no alto da segunda lâmina de vidro colorida. A extremidade oposta, negativa, apontará para o sul.

Verifique agora se está tudo correto, pedindo uma oscilação positiva ao pêndulo. Se ele mostrar uma oscilação negativa, provavelmente você deve ter-se esquecido de alguma coisa; talvez tenha esquecido de alinhar uma das três lâminas de vidro ou o ímã apropriadamente na direção norte-sul; nesse caso, você precisará corrigir isso, ou a transmissão não funcionará. Quando o ímã for colocado no alto do conjunto, a transmissão terá início. Ver o Diagrama 10, a Estrutura de Transmissão, na página seguinte.

Verificação da energia de transmissão

Concluído o processo básico de transmissão, o pêndulo indicará a radiação da energia por ela transmitida, se for feito um teste em toda a estrutura. Ajuste o tempo apropriado em um cronômetro, necessário para a transmissão, e acione-o. Retire o ímã quando soar o cronômetro; isso interromperá a transmissão.

Seu pêndulo irá mostrar-lhe algumas coisas interessantes. Em primeiro lugar, antes de esgotar-se o espaço de tempo correto, o pêndu-

Diagrama 10
ESTRUTURA DE TRANSMISSÃO

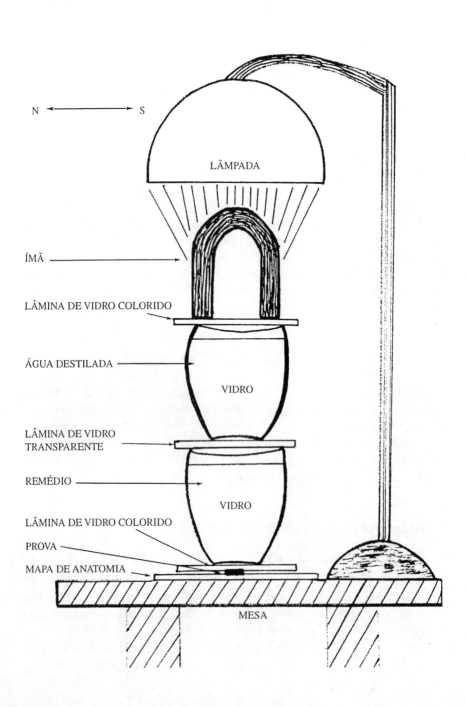

lo começará a oscilar do "sim" positivo para o movimento neutro e depois para o negativo, voltando ao positivo até parar completamente. O pêndulo está indicando que a transmissão chegou ao fim! Se toda a essência do medicamento tiver sido emitida, ele permanecerá imóvel à sua verificação. Se ainda houver alguma essência, ele retomará uma oscilação positiva, lenta e um tanto fraca. Se quiser, observe o movimento; você perceberá como é fascinante a maneira pela qual o pêndulo aparentemente quer comunicar-se com você!

Como ativar uma transmissão

Ao desativar uma transmissão, você perceberá que a polaridade nas lâminas de vidro é quase zero e o pêndulo terá uma rotação mínima. Isso deverá ser corrigido, lavando as lâminas em água fria, o que é bastante trabalhoso, unindo-as de modo a fazer com que produzam um ruído surdo, ou de fricção; o som restaurará sua ressonância. Faça isso antes de guardá-las; desse modo, estarão prontas para uso da próxima vez que forem necessárias. Não é preciso fazer esse teste todas as vezes; depois do teste, considere o resultado definitivo e cultive o hábito de restaurar a ressonância fazendo com que as lâminas produzam o som. Esse procedimento por si só irá mostrar-lhe que algo aconteceu durante a transmissão, pois comumente elas estarão gastas como uma pilha usada.

Se você proceder à verificação do medicamento utilizado, descobrirá que ele pode ter esgotado suas propriedades, produzindo apenas uma oscilação neutra ou ligeiramente positiva; isso indicará que a essência foi transmitida ao paciente. Ocasionalmente, um medicamento pode ser usado outra vez, se restar essência suficiente. Seu pêndulo lhe dirá se você pode usar o remédio novamente; basta perguntar. Se for um medicamento que pode ser usado oralmente, naturalmente você poderá ingeri-lo como parte de sua dosagem diária. Você também poderá beber a água usada na transmissão — mas apenas se o remédio utilizado puder ser ingerido — pois parte da essência do remédio permanecerá na água. A essência da cor usada também estará presente na água; bebendo-a, você poderá proporcionar a si mesmo um tratamento pela cor!

Exemplos de transmissões

Segue-se um exemplo de transmissão. Por exemplo, se estiver tentando neutralizar os efeitos de substâncias metálicas ou venenos em seu corpo, provavelmente você descobrirá que eles estão alojados ao longo do trato digestivo e ocasionalmente também nos músculos, nas articulações ou no sangue. Portanto, o mapa das veias pode ser bastante útil, e você deve colocar a prova de gota de sangue em uma área central, como, por exemplo, no plexo solar, no estômago ou em uma grande veia. A cor utilizada provavelmente será o vermelho, a fim de extinguir o material indesejável. O remédio poderá ser água sanitária (da mesma maneira que os banhos de água sanitária mencionados anteriormente) ou sal, bicarbonato de sódio, vinagre, sais de Epsom ou algum agente adstringente capaz de proporcionar a potência inicial necessária para expelir do corpo resíduos nocivos. Esse tipo de transmissão é usado para resolver o primeiro tipo de problema: a remoção do material indesejável. Como você não pode ingerir água sanitária, ele poderá ser usado dessa maneira sem trazer efeitos negativos. Depois dessa transmissão inicial, a cor e o remédio necessários irão transformar-se em algo mais brando.

Para a transmissão ao segundo tipo de problema — na qual você deseja fortalecer o corpo ou combater as causas básicas — provavelmente você fará uso de uma vitamina, mineral, suplemento, ervas ou remédios homeopáticos, aplicando assim a seguinte teoria: "semelhante cura semelhante", como na homeopatia.

* * * * *

Uma nova dimensão

Desenvolvi alguns procedimentos extras à transmissão original, como resultado de minha pesquisa. Minha insatisfação com determinados aspectos e limitações levaram-me a realizar exaustiva pesquisa mediúnica para desenvolver novos métodos. Tais acréscimos incluem o uso da luz como fonte de energia. Descobri que a força e a qualidade da luz representam um papel importante no padrão de energia irradiado na transmissão. Afinal de contas, a cura espiritual é sempre realizada naquilo que se conhece como "Luz Branca". Minhas investigações levaram ao aumento da qualidade da luz, com a qual eu já estava tão familiarizada em meu outro trabalho de cura.

Quando comecei a trabalhar com a transmissão, descobri que era bastante difícil influenciar as glândulas. Por meio de investigações mediúnicas desse problema específico, elaborei um método de utilização da luz no sistema endócrino, obtendo resultados muito melhores com todo tipo de problemas. Descobri que, colocando uma lâmpada de 100 watts sobre a estrutura de transmissão, toda a transmissão intensificava-se e resultados muito positivos eram obtidos. (Para se obter o efeito apropriado, deve ser usada uma lâmpada de, no mínimo, 100 watts.) Portanto, verifique sempre a palavra "Luz" na Lista de Trabalho nº 1 e veja se deve acrescentá-la a uma transmissão. Talvez ela não seja indicada para o primeiro problema, mas ela costuma ser extremamente útil para o segundo tipo.

* * * * *

Os chakras

Os sete chakras básicos, ou centros energéticos, no corpo etérico recebem o prana e o distribuem para o corpo físico. Mantêm uma relação direta com as sete glândulas maiores, às quais estão ligados. Essa energia é propagada ao longo do sistema nervoso, afetando, portanto, o corpo inteiro. Para maiores informações sobre esse tópico, leia o livro, já mencionado, *The Etheric Body of Man.** O Diagrama 11, "Os Chakras", e o Diagrama 12, "Os Chakras e Elementos Correlatos", nas próximas duas páginas, mostram a posição de cada um dos sete chakras maiores e sua relação com as glândulas e a medula espinhal.

* * * * *

Lista de Trabalho nº 9

O estado de cada chakra pode ser verificado usando-se as provas secundárias oferecidas na Pasta de Provas. Cada chakra é associado a uma qualidade específica do ser como um todo. A Lista de Trabalho nº 9 oferece diagramas, informações e listas dos sete chakras maiores, para que sejam trabalhados em relação ao sistema endócrino.

* * * * *

A Transmissão da Luz Branca

Além do uso da luz citada anteriormente, na transmissão para um chakra, descobri que era muito útil usar lâminas de vitrais brancos e luz branca, no lugar de lâminas coloridas. Essa transmissão mostrou ser a mais eficiente para o desenvolvimento de funções de glândulas e outros sistemas físicos. Ademais, esse tipo de "Transmissão da Luz

---

* *O Corpo Etérico do Homem*, publicado pela Editora Pensamento, São Paulo, 1979.

Diagrama 11

OS CHAKRAS

Este diagrama mostra um homem com os chakras à sua volta.

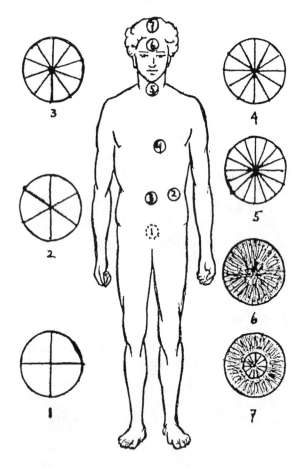

NOME	SITUAÇÃO
1 Chakra da Raiz	Base da coluna
2 Chakra Esplênico	Acima do baço
3 Chakra do Plexo Solar	Acima do plexo solar
4 Chakra do Coração	Acima do coração
5 Chakra da Garganta	Na região frontal da garganta
6 Chakra Frontal	Entre as sobrancelhas
7 Chakra da Coroa	No topo da cabeça

Diagrama 12

OS CHAKRAS — GLÂNDULAS AFETADAS — CONTATO COM A MEDULA

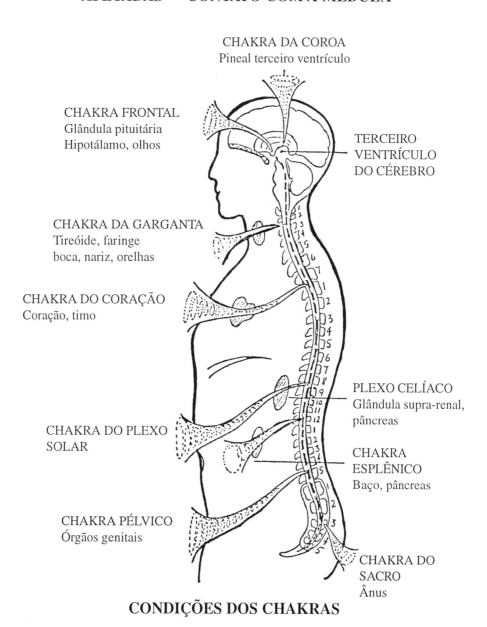

CONDIÇÕES DOS CHAKRAS

FECHADOS   ABERTOS   ESTIMULADOS   RADIANTES
MISTURADOS: SUFICIENTE   INSUFICIENTE

Branca" é profundamente eficaz na correção de desequilíbrios emocionais e de choques, ou de estados incomuns de saída do corpo. Se a cor violeta tiver sido usada em uma situação de emergência, uma transmissão de luz branca ajudará a restabelecer o equilíbrio emocional.

Para uma transmissão de luz branca pura, o Mapa de Anatomia nº 1, "Chakras e Centros Nervosos", deve ser usado a fim de distribuir a energia ao longo de todo o sistema nervoso. Contudo, se nenhum remédio puder ser encontrado, você pode colocar apenas água destilada no recipiente de medicamentos inferior, pois a cor branca e a luz constituem fatores de cura fundamentais por si sós. Ocasionalmente, uso o gelo como medicamento nesse tipo de transmissão para diminuir uma febre muito alta. Descobri também que a Transmissão da Luz Branca pura parece harmonizar a natureza emocional de um indivíduo de maneira inacessível a qualquer outro remédio ou droga.

Necessidade do uso sensato do pêndulo

Permitam-me ressaltar uma vez mais a necessidade de cautela e cumprimento cuidadoso dos procedimentos detalhados, aqui descritos. Tentativas descuidadas dessa forma de cura profundamente sutil e vital não apenas deixarão de ter resultados benéficos como podem ser prejudiciais. É importante trabalhar sempre com a maior integridade em prol de si mesmo ou de outrem. Não é necessária uma licença para esse tipo de cura, mas deve-se utilizar todas as informações, e seu potencial inato, de maneira sensata, comprovando assim o valor do trabalho com o pêndulo e incentivando sua aceitação pelas outras pessoas.

Eu gostaria de concluir desejando muita sorte a todos os que se interessam pela arte da cura. Fiz o possível para descrever essa forma de cura de maneira a não haver mal-entendidos, referentes à ciência e à arte do pêndulo, para os que lerem o livro com atenção. Estou certa de que ele será igualmente valioso para os que participaram de meus seminários sobre radiestesia e cura.

Que as bênçãos da energia da cura da inteligência universal o orientem e ajudem a fim de que você possa se tornar um trabalhador na luz da verdade.

* * * * *

BIBLIOGRAFIA

Archdale, F. A. *Elementary Radiesthesia, and the Use of the Pendulum.* The British Society of Dowsers, 1950.

Bendit, Lawrence, J. e Phoebe D. *The Etheric Body of Man: The Bridge of Consciousness.* A Quest Book — The Theosophical Publishing House, 1977. [*O Corpo Etérico do Homem,* publicado pela Editora Pensamento, São Paulo, 1979.]

Boericke, William. *Homeopathic Materia Medica.* Boericke & Runyon. Boericke & Taffel, Inc., 1927.

Chapman, J. B. e Perry, Edward L. *The Biochemic Handbook.* Formur, Inc., 1970.

Edmonds, H. *Some Unrecognized Factors in Medicine.* Organizado por Tudor e Associados. A Quest Book — The Theosophical Publishing House, 1976.

Frohse, Franz; Brodel, Max; e Schlossberg, Leon. *Atlas of Human Anatomy.* College Outline Series. Barnes & Noble Books, 1959.

Lust, John B. *The Herb Book.* Bantam Books, 1974.

Mermet, Abbé. *Principles and Practice of Radiesthesia.* Watkins Publishers, 1935.

Reyner, J. H.; Laurence, George; e Upton, Carl. *Psionic Medicine: The Study and Treatment of Causative Factors in Illness.* Samuel Weiser, Inc., 1974.

Richards, W. Guyon, *The Chain of Life.* Leslie J. Speight Ltd., 1954.

Schifferes, Justus J. *The Family Medical Encyclopedia.* Pocket Books, 1959.

Westlake, Aubrey T. *The Pattern of Health.* Shambala, 1973.

O CORPO ETÉRICO DO HOMEM

Lawrence J. Bendit e *Phoebe D. Bendit*

Este é um livro verdadeiramente único na bibliografia dedicada a assuntos espiritualistas. Isso porque, pela primeira vez, um psiquiatra e uma clarividente conjugaram seus talentos e seus recursos profissionais para empreender, aqui, um estudo verdadeiramente profundo e abrangente da aura humana. Estudo em que Ciência e Ocultismo são usados simultaneamente para esclarecer esse momentoso fenômeno. Os autores de O CORPO ETÉRICO DO HOMEM valem-se de observações empíricas, de conceitos médicos e psicológicos e de princípios derivados de antigas fontes ocultas para compreender e explicar o Campo Etérico Vital, ou seja, a aura vital do Homem, cuja observação vem sendo hoje cientificamente feita com vistas a determinar distúrbios físicos e psicológicos. Entretanto, os autores deste livro não se confinam a tais fins de diagnóstico. Vão bem mais além, penetrando no campo superior da reencarnação e da filosofia espiritual, pelo que este é um livro de leitura obrigatória para quantos se interessem pelos grandes mistérios da existência humana, particularmente aqueles que têm sua atenção voltada para o rico e fascinante mundo dos fenômenos espirituais.

EDITORA PENSAMENTO

A ARTE DE CURAR PELA RADIESTESIA
(Cromoterapia)

Sávio Mendonça

Radiestesia significa sensibilidade às radiações, raios ou ondas. Esta ciência é muito antiga e surgiu com a técnica da procura de poços d'água e de jazidas subterrâneas, por meio da forquilha ou vara divinatória. Além da busca de mananciais, a varinha bifurcada era muito utilizada na pesquisa de tesouros ocultos e objetos perdidos.

Nos dias de hoje, não é raro encontrar ainda no meio rural poceiros habilidosos que fazem dessa arte uma profissão, localizando água com a forquilha ou com um simples prumozinho. A partir de meados do século XIX, a Radiestesia passa por um expurgo das superstições que a eivavam, e começa a ser estudada cientificamente, com apoio em métodos experimentais.

O objetivo deste livro é a Radiestesia curativa. Em seu texto o leitor encontrará instruções e indicações precisas quanto à técnica que empregar para fazer o diagnóstico exato e aplicar o tratamento adequado.

EDITORA PENSAMENTO

MAGNETISMO PESSOAL

Magnetismo Pessoal é uma irradiação de forças internas que todos nós possuímos, as quais são postas em atividade, mediante simples exercícios respiratórios, alimentação sóbria e, sobretudo, o govemo dos nossos pensamentos, orientando-os para o bem. Como resultado dessa nova atitude moral, física e mental, a pessoa torna-se *magnética*, atraindo simpatias e realizando o que, até então, lhe parecera impossível. Voce também, caro leitor, possui essa força maravilhosa! Por que não empregá-la em sua vida?

EDITORA PENSAMENTO

NOSSAS FORÇAS MENTAIS – Volume I

Prentice Mulford

Demonstrar e convencer que o cérebro humano emite irradiações de incalculável potência; que os pensamentos de um indivíduo se transmitem a outro com uma velocidade que supera a do próprio relâmpago; que os pensamentos são coisas e que, portanto, aqueles que não encontram "caminho" na vida e que batem de porta em porta, mendigando algo que os alivie de suas atribulações, ignoram que "trazem em si mesmos" um tesouro oculto que é a chave da sua felicidade, da sua paz e do seu triunfo, — esse foi o louvável e magnífico empenho de Prentice Mulford, cujos milhares de discípulos, espalhados em todo o mundo, declinam o seu nome com gratidão e admiração.

Não é exagero afirmar-se que a obra *Nossas Forças Mentais* é uma verdadeira bíblia da vida moderna, que traça com linhas simples e vigorosas a verdadeira atitude que o indivíduo deve manter perante si mesmo, no lar, no trabalho e na sociedade, através da cultura e do domínio da tremenda força encerrada em seus próprios pensamentos!

Jamais tivemos em mãos, no ramo do verdadeiro mentalismo, obra tão clara e tão simples e, ao mesmo tempo, de tamanho valor para uma rápida, permanente e feliz mudança da vida individual.

Por essas razões, é com sincero entusiasmo que aconselhamos ao leitor: — Leia, medite e pratique os magníficos ensinamentos contidos nesta obra.

Alguns tópicos deste I volume:
* Os mistérios do sono
* A lei do triunfo
* A escravidão do medo
* A reencarnação universal na natureza
* Como é que Deus está conosco

Os volumes, em número de quatro, são autônomos, podendo ser adquiridos separadamente.

EDITORA PENSAMENTO